U0153945

醫療反顧

林啟禎——著

成大出版社

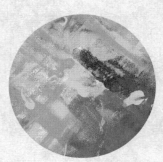

我很樂意做為林啟禎教授《醫無反顧》這本書的推薦人，因為這的確是林教授嘔心之作，是他從臨床醫師的經驗，加上文人細膩的思維及眼光，再用渾然天成且如行雲流水的文筆塑造出來的作品。這其中可以看到從第一頁到最後一頁在思維與格局上的成長，因為畢竟醫師雖然被誤以為是高高在上地扮演做救人的角色，事實上卻是活生生地被四周病人、家屬及醫療制度及環境雕磨與挑戰，因此也可以從文章中所分享的故事發出會心的微笑或感受無奈的痛苦。我推薦它給每位醫護人員以及曾經接觸到醫護人員的普羅大眾，因為這的確是一本值得細細品嚐的好書。

賴明詔

中央研究院院士
國立成功大學特聘講座教授

林啟禎醫師／教授是我臺大醫學院醫學系的學弟，我1968年畢業，他1982年畢業，相差十幾年，他學骨科，我學內科，在學校或臺大醫院時，我很可能教過他，但交集少，沒什麼印象。對林教授開始有印象始於成大醫學院創院院長黃崑巖，崑巖兄與我很熟，對醫學教育和社會教化著力甚深，著作等身。

林教授雖然專精骨科，但對醫學教授也很投入，對社會脈動也特別的敏感。過去曾出版了《醫德不是是非題》和《良醫多自苦中來》這兩本書。最近他認為前兩本著作，對目前臺灣的醫療環境及醫病互動和民眾的觀念等，剖析仍然不足，因此

又撰寫了近百篇文章，集成《醫無反顧》一書，希望對臺灣的醫療生態能有所改變，使能永續，進而讓臺灣人能繼續得到優質的醫療，醫者也能有更好的行醫環境及條件，達到行醫最樂的境界，如此，則患者甚幸，醫者甚幸。

林啟禎教授這本書淺顯易懂，論點清楚，對醫界及社會都會有正面影響，故樂為文推薦加上。

陳定信

臺大醫學院特聘講座教授
中央研究院特聘講座

臺灣健保制度受到國際的肯定及稱讚，但在臺灣本身醫療照護體系以及其衍生問題卻是經常在社會上討論的議題，美國現代醫學教育先驅Flexner在1915年說過，醫師的專業素養是發自利他主義的動機，而專業人士本著此信念而做造福社會的工作。但在此多元化社會中難免影響到整個醫療體系的運作。林啟禎教授接下來的新書《醫無反顧》探討醫療和社會體系、法律、人文的關係，包括從醫師及病人的角度來探討及面對各種錯綜複雜關係對醫療的影響，我們應該更惜福感恩臺灣健康照護的進展，我推薦這是一本可讀的好書，並省思之。

郭耿南

國家衛生研究院群體健康科學研究所客座教授
臺北醫學大學醫學系實證醫學講座教授

《醫無反顧》一書對當前臺灣醫療生態與制度所面臨的困境與因應、醫病互動與民眾觀念、醫者如何秉持「專業、良知、尊嚴、榮譽」樂為良醫等臺灣醫療的各項課題，均有相當精闢的論述與分析。對民眾、醫療人員乃至政府單位人員都是相當值得一讀的好書。特予鄭重推薦！

陳維昭

義守大學講座教授

　　林啟禎教授是著名的小兒骨科權威，具備深厚的醫學人文素養與卓越的醫療成就，對於臺灣的醫學教育貢獻卓著，同時也關心臺灣的醫療問題與環境。《醫無反顧》是林教授以一個醫者的角度、智慧與熱情，觀察臺灣醫療生態的改變，提出個人深刻的體會與看法，讓臺灣醫界與社會共同來省思，以突破醫療困境、醫護自我提升、醫病關係改善，這是一本充滿醫者理性與感性情懷的書，引領臺灣的醫療生態走向更美好的境界。

蔡長海

中國醫藥大學暨醫療體系董事長

林啟禎教授是骨科名醫，冷靜的心智中經常看到溫暖的心，在醫學人文上則承續成大醫學院創院院長黃崑巖教授的精神，勉力不懈，可說是醫界談起「毋忘初心」時，可以讓年輕醫者學習的典範人物。林教授這本《醫無反顧》新書，環繞著目前醫界有趣的、具啟發性、應該反省的實際問題開始，聚焦在醫療制度、醫德與醫界倫理之應興應革事項，在深入剖析醫界困難之時，從來沒忘記過因為有人的苦難才有醫界的存在，所以醫療的核心應是受苦之人福祉的提升，除此無他，這種富含醫者仁心的熱情與理想性，在書中處處可見。就像林教授在自序中講的兩句話：「自己的醫療自己救，不是口號，而是必要的決心」、「夢醒了，該吃藥了」，大家應該一齊來關心！

黃榮村

中國醫藥大學神經科學與認知科學研究所講座教授

　　林啟禎教授不僅是位傑出的骨科醫師、成大醫學院優秀的骨科教授，也是位很關心醫學教育、醫療環境的學者，他總是仔細的觀察，點出醫界的現象，追思解決之道，並提出建言來發表在中華日報專欄。自從1999年以來，已先有兩本書——2005年《醫德不是是非題》與2010年《良醫多自苦中來》之發表，此次再度集結近五年來發表的文章，匯集而成《醫無反顧》一書。

誠如作者在書中所言，目前的醫療環境已達到需要大家來急救的狀態，倘若醫療體系繼續崩解，最大的受害者會是最弱勢的病人，所以作者以99篇文章來勉勵大家，一起思考「自己的醫療自己救」，尤其醫療提供者如何盡每個人力量與社會溝通，共同為臺灣更優質的醫療環境打拼，是值得大家省思的。

侯勝茂

新光醫院院長

　　林啟禎教授是我非常敬佩的醫師、學者與知交。做為黃崑巖院長的信徒，我們都在學術崗位上「醫」無反顧地以文化教育來關懷貢獻，但啟禎不僅兼顧醫療、學術與行政，又鍥而不捨地在報紙媒體與網絡上為文筆耕，其精神毅力令人折服。他以善心利筆發抒理念，剖析醫療生態，並重申醫學之核心價值，出版《醫無反顧》一書。如果黃院長在天之靈有知，一定會給他九十九個讚。

湯銘哲

東海大學校長

　　若簡便的指責臺灣醫療崩壞、醫學教育不良，缺了實錄，再過三十年，誰又知道什麼是崩壞、什麼是不良？啟禎在《中華日報》的「醫學與人生的對話的專欄」，一寫就是十八年，寫下了實錄與知識分子的初衷。不忘初衷，才能有熱情；留著

熱情，才願意不計代價的努力。持續努力，才有力量的累積；能累積的力量才顯得出貫穿力。而十八年累積下的深度與力量都在《醫無反顧》裏。

楊倍昌

國立成功大學醫學院微生物暨免疫學研究所
暨醫學、科技與社會研究中心教授

精思一卷貴黃金，
如雨淋漓滋杏林。
論術更知兼論道，
醫人尤重並醫心。

啟禎教授醫無反顧集出版
二〇一六年元月三日詠以為賀

吳榮富

國立成功大學中文系退休助理教授

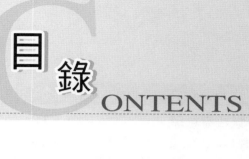

目錄 CONTENTS

CONTENTS

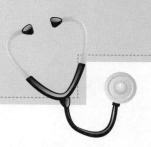

CONTENTS

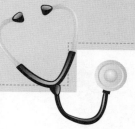

CONTENTS

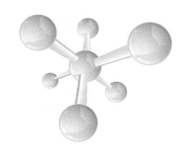

聲聲入耳，事事關心

賴其萬

和信治癌中心醫院醫學教育講座教授兼神經內科主治醫師

醫學院評鑑委員會主任委員

　　一個月前林啟禎教授來信，告訴我他繼2005年《醫德不是是非題》與2010年《良醫多自苦中來》之後，再度收集他個人之專欄文章集結出版，而邀我為他寫序。這本書一共收集99篇文章，並分為價值扭曲、醫療困境、社會變遷、醫病互動、民眾觀念、醫者難為、終生學習、行醫最樂等八部。由字裡行間可以看出每一篇文章都散發出他對醫療生態與臺灣社會的關心，而提出他的獨到看法。

　　我自從1998年回國沒多久，就聽黃崑巖教授談及，成大有一位年輕的醫學教育新秀，對教學很有理想而且文章寫得很好，後來有機會認識了林啟禎教授，才知道他從1998年8月從黃崑巖教授手中接過中華日報「醫學與人生的對話」專欄，每週一次勤於筆耕。林教授是一位小兒骨科專家，平時除了醫療，以及骨科及醫學工程方面的研究，更熱衷於住院醫師與醫學生的教育。後來他開始接任不少行政責任，甚至有很長一段時間擔當成大校總區的學務長，而在這種繁忙的工作下，他還是維持一星期到兩星期寫一篇專欄。

　　過去他寫的兩本書我都有幸受邀撰寫序文，這一次我也當仁不讓，但一直到最近才有機會好好看完，不得不讚嘆林教授不僅博覽群書，並且聽別人的演講，都用心思考，而在他的文章與演講裡反映出他的獨特看法，他對臺灣的社會大眾的就醫態度、醫病關係與互動、醫學教育、醫療人員的工時與醫院管理、健保政策等，不時發表他的看法，我節錄下幾段讓我非常心動的論述。

　　臺灣的醫療生態，社會不斷地以奉獻理想來要求醫者，卻也不停止地以現實反差來考驗他們。當理想與現實嚴重脫節，醫療生態的提升已經不是空談教育就可以改善的了。當下之計，當然還是鼓勵醫者切莫在現實之中灰心喪志，但居於上位者也不能空談理想，還是應該下凡來研究造成現實的關卡與阻礙，還要以道德勇氣排除以理想口號掩飾財務危機的政治障礙。

　　不懂感恩惜福是臺灣社會的疾病。

　　當重建社會可信賴的醫療制度與生態的關鍵時機來臨之時，特別需要大家放下個人立場與角色成見，為每一項可改革的細節做好溝通對話以尋求共識。衷心希望，無論任何議題，不要再有落井下石了，尤其對醫護同仁。

RECOMMEND

醫病糾紛不是宿命，而是醫者認知與努力不夠，所以要努力解釋清楚病情，還是要解釋明白潛在危險。若醫者能把從態度上認知溝通的重要性當起點，繼而提升精研溝通知識與技巧，並內化成行動與素養，或許一切就將有所不同。

醫師所能承諾的，是以專業知識、技能與素養盡全心全力而為，做好以告知同意為基礎的醫病溝通，努力追求但無法保證讓不完美醫療變成完美。

類似例子於醫師每日醫療工作中是反覆出現的，但理論上醫師應當有平心靜氣對診療選擇做出反思的基本素養，是否會因為被繁忙的工作壓得喘不過氣而遙不可及呢？為何醫師不適用勞基法呢？醫療工作者該有時間精力來進行治療疾病或醫治病人的判斷思省，因為那是醫者基本人權也是專業素養。

專業素養與內涵信心絕非來自傲慢的姿態，而是不斷的反思與自省。

醫學人文需要呵護灌溉，現實的社會當然充滿考驗，經得起現實考驗而依然心中有愛的醫者當然還是很多，然而人文花朵不能任其枯萎，必須以良好的醫療制度設計來呵護

灌溉。

猶記黃崑巖教授在其《醫師不是天使：一位醫師作家的人性關懷》所說發人深省的一句話，是貧瘠的心靈裏一定栽培不出美麗的花朵。臨床醫師的心靈裡應該如何才能成為沃土？依賴的是同儕？老師？典範？病人？家人？或自己？或許答案是，以上皆是吧。

身為臨床醫師，最榮幸的應該是可以藉由醫者的專業參與並協助許多生命故事往正向發展，治癒所能治癒的，減少無法治癒的苦痛，或寬慰仍在受苦的生命。如此的醫學人生，就會是具有啟發、感動與正向意義的。

最後我要引用一段東林書院的對聯：「風聲雨聲讀書聲，聲聲入耳；家事國事天下事，事事關心」，來表達我對林教授打從心中的佩服，也希望林教授的努力不致白費。

莫大的光榮

馬哲儒

國立成功大學化學工程學系（所）講座及名譽教授

國立成功大學前校長

能有機會為這本好書寫篇短序，是我莫大的光榮。

「三分天注定，七分靠打拼」是一句鼓勵群眾的歌詞。我認為對一個個人來說，所謂天注定就是天生的才華，而所謂打拼就是積極進取的精神與態度。二者的比例，是三七、四六或五五並不重要，因為對啟禎兄來說，加起來一定是滿分十分。因為他是那年大學聯考的「狀元」，就很自然地進了臺大醫學系，現在成為一位成功的骨科名醫。假若當時在考場中有點失誤，少拿了幾分而進了另外一個領域，到了現在，必然也早已打下另外一片天下。我為什麼敢這麼說呢？因為他身為一位醫師，就覺得「行醫最樂」，從事另外一個行業，必然也會在其中找到樂趣。對於「做一行愛一行」的人，條條都是成功的大道。

啟禎兄多才多藝，他是一位好醫生、好教授，在成功大學兼任過許多高階主管，是合唱團的男高音和科普刊物的熱心撰稿人……這些都不在話下。我想特別指出的一項就是在成功大學創校80週年校慶期間，他擔任臺南市校友會會長，籌辦全世

界校友的「嘉年華」，那是一件難度非常高的任務，要籌募大筆的經費、動員很多的人力。結果，那是一次非常成功，空前盛大的聚會，充分顯示了他勇於任事的態度和組織、領導的才華。

這是一本可讀性很高的好書。你可以依序一篇一篇地把它讀完，也可以依興趣挑著讀，因為其中的每一篇都是甚具啟發性的獨立短文。醫界人士當然該讀一遍，我們每一人或多或少，或早或晚都會遇到醫療的問題，與這本書中所描述現象是息息相關的，因此也應該讀這本書。在閱讀的過程中，你難免會舉一反三，發現「啊！在我所從事的行業中不是也有類似的現象嗎？」

是的，啟禎兄的這本書是以醫界為例，把當前臺灣社會上各種行業中一些普遍現象的一個很傳神的素描。由於科技的進步和經濟的發展，使我們的社會快速變遷，大家對許多問題的觀念與看法趨向多元化，與以前大不相同了。不論你從事的是服務業、政府公職或教育工作……你與所服務的對象之間的互動關係越來越複雜了。處處追求的是公平，但做到了公平難免犧牲了合情與合理性。使人覺得現在做人做事都越來越難了。在如此的情況下，還是有不少在職場中的優勝者，都是在工作中找得到樂趣，也能不斷學習求進步的那些。

RECOMMEND

　　在百餘年之後，如果有一些歷史學者研究現在這個時代臺灣的社會狀況，他們把這本書用心讀一遍，就了解得差不多了。

　　記得多年前在一次成功大學醫學院的院慶典禮中，王乃三院長請醫界前輩宋瑞樓先生作專題演講。他在有限的時間內，把當時臺灣醫界的大約10項問題提出來，不是只把問題丟出來讓聽眾同聲嘆氣，而是把解決這些問題的具體辦法都講得很明白。大師的風範使我在聽眾中至感敬佩。如此的境界，或許應是啟禎兄進一步努力的目標。

　　《醫無反顧》是繼2005年《醫德不是是非題》與2010年《良醫多自苦中來》之後，再度收集個人專欄文章集結出版關心臺灣醫學教育與醫療生態的一本書，而這本書想要特別獻給為提升臺灣醫療生態而奉獻熱情心力並奮鬥不懈的所有人，包括醫護與醫界同仁、病人家屬與民眾、醫療主管單位與所有關注此一議題的社團。

　　說起來，能開始從事專欄寫作並且集結出書其實是美麗的偶然。

　　當年黃崑巖院長已經決定於1999年離開成大去國衛院創立臺灣醫學教育評鑑委員會（TMAC），所以吩咐我接下他在中華日報的專欄，因此我是以延續香火的精神於1998年8月開始寫「醫學與人生的對話的專欄」，本想一兩年後就會在腸枯思竭後自動終止，沒想到堅持到現在已經進入第18年頭了。過程中曾有多次想要停筆的念頭，例如在2012年黃院長過世後曾興起「就到此為止吧！」的衝動，感謝中華日報體念我的悲傷，容許我暫時以兩星期交一篇稿子的過渡期來度過兩年的心情低潮，也還有家人、許多好朋友與讀者私下不斷鼓勵，才會持續執筆下去。

　　想集結出書的緣由必須話說從頭，於2003年時臺灣正面臨SARS的嚴厲考驗，醫學倫理的討論在那個年代成為社會關注的醫療議題，時任教育醫教會主委的黃院長找我與他共同編撰

《SARS的生聚教訓》一書，當時的領悟是醫學倫理的是非對錯並沒有表面看來那麼單純，卻似乎醫德與醫學的核心價值已經有被社會輿論扭曲並汙名化的趨勢，因此覺得醫界理應主動來研討並分享醫者的兩難矛盾與醫療的困難抉擇，這是2005年決定出版《醫德不是是非題》一書的初衷。

　　基於興趣於1996年進入成大企業管理在職進修專班研讀後，以企管角度觀察幾年下來，發現醫療生態改革的阻力來自財務現實與制度限制而無法讓醫界與社會堅持社會責任的理想，導致醫護同仁的挫折感與日俱增，社會對醫者人文素養與多元能力的期待也愈來愈高，而在社會局勢改變的速度超過醫學教育改革的內容之背景下，如果外在的客觀環境無法改變，則醫者在內涵上的自我提升就必須進一步加強，這是2010年出版《良醫多自苦中來》一書的動機，期許醫者以良知良能來困知勉行，以戒慎恐懼之心無謂客觀考驗與打擊，仍能努力實現醫師誓詞中的核心價值「專業、良知、尊嚴、榮譽」。

　　遺憾的是，醫療生態仍然持續崩壞，各種現實與理想的落差愈來愈大，雖然分析醫療生態崩壞現象與原因的專文很多，但醫療生態中不同立場者解讀問題的角度卻有很大的差異，以致於各說各話，甚至互相指責，導致大家都指得出問題卻沒有解決的共識與辦法，但這絕非臺灣之福。其實醫療生態的持續崩壞解析起來是個惡性循環，若要逆勢翻轉成良性循環必須依

PREFACE

賴醫療生態的所有成員共同努力，以諒解取代責備，以信任取代懷疑，並從制度設計上來解決問題。因此，成立一個醫療國是會議以建立凝聚共識的平臺機制才可能是力挽狂瀾的唯一機會，所以醫護與醫界應該持續自我提升以回應社會的期待，病人家屬與民眾則應該停止誤解甚至糟蹋醫護的努力，醫療主管單位的決策應該傾聽民意以得到醫病雙方的支持與信任，而熱心社團人士的良善建議則能夠透過集思廣益來得到社會共識與制度支持。

雖然心中價值信念未曾改變，但曾經有段時間失去寫作動機，原因是篤信藉由文章分享正確價值觀就可以貢獻社會的熱情曾經一度消失，取而代之的是「無病呻吟、狗吠火車、麻醉自己、欺騙社會」的自我解嘲。近五年多來雖仍然筆耕不輟，但社會複雜似乎遠遠超過個人理解，堅持理想的人反而會被同儕嘲笑，醫學的核心價值教育就好像交通安全教育出不了校園，若干文章見解在社會變遷下有許多在後來必須修改訂正，個人也經常領悟到必須「以今日之我向昨日之我挑戰」，因而無法以正向態度來做逆向思考。然而擔任四年成大學務長時以「成大馬克」身分切身感受到臺灣年輕人的熱情與勇氣所帶來的未來希望，在臺南市成大校友會與臺南市成大校友文教基金會服務時也深切感受到臺灣社會的熱心與所帶來的進步動能，這使我在不斷的挫敗與理念被誤解中才能深刻領悟狄更斯在

《雙城記》中所謂「這是最好的時代，也是最壞的時代」的意涵，也領悟尼采所謂「凡殺不死我的都將使我更堅強大」的真諦。

所以基於在「以文化教育來關懷貢獻」的個人核心價值下還是決定繼續拋磚引玉，在成大出版暨文創行銷中心的支持下還是決定讓《醫無反顧》問世，選擇象徵臺灣醫療生態可以長長久久的99篇文章分成八部來陳述，從分析臺灣醫療生態何以崩壞至此的「價值扭曲、醫療困境與社會變遷」分三部分開始，剖析立意絕對為善的「司法、健保與評鑑」何以對社會造成價值扭曲並成為所謂「醫護三大殺手」？分析當今醫療生態與制度面臨哪些困境，並分辨有哪些是社會變遷後必然發生也必須嚴肅面對的議題。中間兩部文章分別是歸類於「醫病互動與民眾觀念」，因為醫病關係與人性互動是醫療生態最直接的指標與感受，而病人與家屬的觀念也必須與時俱進，並在改善醫病關係中與醫護扮演同等重要的角色並付出相對的努力。否則，倘若醫療體系崩解下最大的受害者其實是病人與家屬，甚至於是整體社會，所以「自己的醫療自己救」不是口號，而是必要的決心。

身為醫界的一員，我最想說的是「伙伴們，大家辛苦了」。但我們不能因為某些事件的愚蠢而忘掉醫者的智慧，不能因為某些兩難的疑慮而忘掉篤信的價值，不能因為某些環境

PREFACE

的黑暗而忘掉人性的光明，也不能因為絕望的考驗而忘掉希望
的力量。所以後三部文章是「醫者難為、終身學習、行醫最
樂」，希望社會與醫護都能了解在當前制度下醫護並非不努
力，而是因為在配套制度限制與醫療資源不足使醫護難以滿足
所有社會的急切需求，所以社會的每一個角色都必須能以終身
學習的決心在醫療生態下自我成長並重新認知，領悟「有苦有
樂是人生，苦中作樂是提升」是做人的基本道理。如果在制度
改革下醫護樂為良醫，能夠因為「專業、良知、尊嚴、榮譽」
的實踐而專心地做好每件醫療工作，則病人就保證能夠得到最
優質的醫療服務，而臺灣的醫療生態就自然走向良性循環的康
壯大道了。

　　夢醒了，該吃藥了。

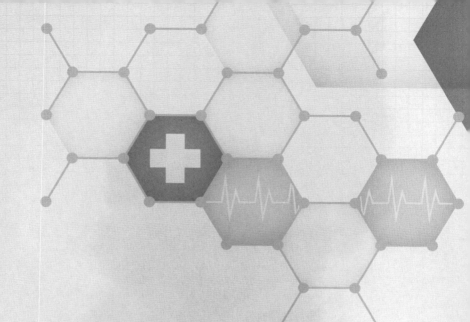

第一部　價值扭曲

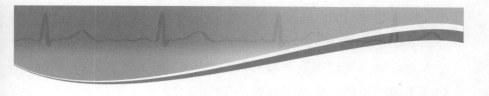

激濁揚清

　　臺灣醫界若以十年區分，每個階段都在專業、制度、自省、教育、人文與倫理操守上不斷精進提升，但因離「臻於完美，止於至善」的境界仍有差距，因此對於外界的建議、批評與指正本來就應該虛心接受並持續改革。

　　不過，若以形象管理的角度來看，輿論報導醫療事件時，為民喉舌的「隱善揚惡」與教化民心的「隱惡揚善」是否不平衡呢？是否導致逐年醫界形象不升反降？是否導致醫病溝通有太多非理性因素？都是值得關心的議題。

　　其實，善惡是對錯之分的公義議題，媒體必須精確詳實地報導善惡明暗，而不該有「隱」或「揚」的選擇性存在，然而，若以社會公義而言，或許以「激濁揚清」可以作為輿論報導包括醫療在內之社會事件的基本信仰。

　　激濁揚清的意思是沖刷污穢讓清水上升，比喻抨擊並清除壞人壞事，表彰並促成好人好事。尸子君治篇說：「揚清激濁、蕩去滓穢，義也」，而舊唐書王珪傳謂：「至如激濁揚清、嫉惡好善，臣於數子，亦有一日之長。」同一個理念有不

同立場，前者適用於輿論，後者適合於醫者。

　　若干醫界朋友抱怨當前制度下醫師難為，確實快樂不起來。尤其是當整體輿論對醫界弊案過度解讀，導致病人對醫師預存不信任態度，更是不快樂的重要因素之一。不知上述的不快樂，是否正是大型醫院目前正在面臨一波波離職潮的原因之一，若是，則令人擔憂。

　　而臺灣的醫師快不快樂？在十年前曾有幾位有危機意識的醫師相繼提出討論，但話題隨即沉寂。

　　至於當今臺灣醫界的快樂指數為何？快不快樂的關鍵為何？如果醫界不快樂，難道社會大眾、病人與家屬會幸福快樂嗎？快樂指數會影響榮譽指數為何？而臺灣醫界內在的尊嚴感與外顯的形象覺有落差嗎？這個快樂、尊嚴甚至榮譽議題值得分析研究並努力改善嗎？

　　因此衷心期望的是，臺灣司法堅持勿枉勿縱，臺灣輿論力倡激濁揚清，而臺灣醫療制度設計則是持續去蕪存菁，而不是為了除弊而不再興利，進而忽略快樂指數是醫者持續為「良知、尊嚴、榮譽」而奮鬥不懈的持久戰力。如果有不合理的制度設計成為醫者的緊箍咒，好似套在鸕鶿脖子上的繩索，還是建議改革鬆綁了吧。

2011/08/21

醫學與法律人生的對話

　　有三個具有挑戰性的專業合稱MLB，但這不是指美國職棒大聯盟（Major League Baseball），而是指醫學、法律與商學（Medicine, Law and Business）三個學門。

　　在傳統社會中認知最好的工作，首推經商，行醫次之，所以臺灣諺語才有「第一賣冰，第二作醫生」之說。然而，當今價值混亂，醫師難為，排名是否改為「第一賣冰，第二告醫生」？這只是開玩笑？或已成事實？恐怕並非空穴來風。

　　當今主流價值是所有專業都必須接受人權、人文、人本與人道的嚴格驗證，若專業與社會認知脫節，或缺乏社會責任及人文素養，「奸商、庸醫、恐龍法官」的罵名已成為不可承受之重。

　　因此，MLB三大行業的養成教育，莫不在往「人文素養、博雅教育、社會責任與專業倫理」上發展，而彼此有無可以互相借鏡之處？答案是肯定的。

　　成大管理學院的張有恆院長曾邀請以「專業倫理與社會責任的醫者思省」為題與老師分享，近日則接受成大法律系許育

典主任邀請以「醫學、法律與人生的對話：反省與思考」為題作為法律系學生的通識教育。事後有學生透過臉書來分享感動，可見任兩種專業的對話的確可以產生共鳴。

　　從人生的角度來看，法律與醫學都是「生人莫入」的窄門，專業形成權威，權威導致高牆，高牆製造距離，所以生活圈都相對狹窄。不過，醫師需要法律朋友，法官律師也需要醫師朋友，兩者也皆需要其他行業的多元朋友，才不致堅壁清野或閉關自守。

　　從專業的角度來看，往往出現專業鉅細靡遺，其他缺乏基本常識的現象。十多年前肩難產事件出現了「醫療行為有刑事責任」與「無過失責任」的判決爭議，至今仍餘波蕩漾，究其根由，完全是不了解醫療結果並非程式計算，會因個人不同體質產生許多不確定因素所致。

　　因此兩者所共同需要努力的，不只是了解社會的真實生活，強烈的正義感，在關鍵時刻挺身而出的道德勇氣，更能夠在所知與不知之間謙虛自持，反覆思省，不加諸個人好惡於客觀事實之上，堅持於合乎社會核心價值的人生觀，並且能忍受因堅持而伴隨的寂寞與壓力。

　　總之，任何行業都需要多對話，包括醫學與法律，其目的在增進了解，減少偏執，以共同的社會責任為更美好的社會而努力。

2011/11/20

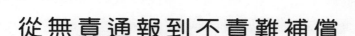

從無責通報到不責難補償

醫療生態是最複雜的專業生態，從專業知識、臨床決斷、實證醫學與典範轉移、臨床指引與健保規定、醫師醫療選擇與熟悉術式、病人特殊體質與不確定因素，一直到政府（衛生主管單位）、健保局、醫院、醫師與病人的五角多重委託關係與代理問題，加上親友團、私人保險、醫改會、醫策會、國家衛生研究單位的從旁關心，可謂組織錯綜複雜，問題糾結難分。

醫療品質的確保是上述醫療生態最重要的核心價值，其中六大指標之首的病人安全，是其他指標如「及時、有效、效率、公平、病人中心」的最重要基礎。

如何保障病人安全？真是大哉問。財團法人醫院評鑑暨醫療品質策進會開宗明義就註明「致力於宣傳品質與病人安全理念」，而藉嚴謹誠信公平的醫院評鑑督促來達到目的。臺灣醫療改革基金會由病人立場努力，「三思八問」是給病人中肯的建議之一。然而醫策會12年與醫改會10年的努力之下，病人安全是否已經不再是個值得擔心的議題了呢？相信廣大的社會民眾才能給一個清楚回答。

　　疾病治療因為有次專科的專業性及個別差異的獨特性，每個診斷與治療過程雖可細分成許多階段及步驟（例如失效模式分析FMEA所強調的），然而各環節層層相扣，所以在愛滋器捐事件發生後，醫界與輿論一致認為重點不該在追究個人責任，而是整體制度以「乳酪原理」來探討。

　　所以，一個診斷治療過程就如同開一趟飛機，標準作業流程（SOP）固然重要，但臨場狀況的通報是否能防微杜漸是很重要的，為了怕「強調究責」模糊了「預防危險」的焦點，「無責通報」就成了飛安的最重要突破，也被醫界引用成為提升病安的重要準則。

　　至於從病人的角度來看，有許多醫療不預期的結果是令人遺憾的，受創的病人及家屬其實需要社會許多方向及層次的協助，但過去迷失在「無過失責任」及「醫療過失有刑責」中打轉，導致陽性、陰性的「防衛性醫療」出現，其實無助於病人安全的全面提升。

　　欣聞「醫療事故預防及不責難補償制度」的國際研討會將於11月底起在臺北、臺南及彰化舉辦三場，預期這是臺灣醫療生態提升病安新階段的開端，值得大家重視並深思。

2011/11/27

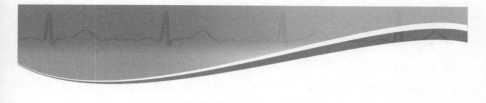

體系崩壞之兆

　　有位在學時表現優異的女性醫學生立志要成為無國界醫師，曾讓醫學系老師覺得教育成功並引以為榮。畢業後她選擇對女醫師而言是人徑稀少的泌尿外科，但住院醫師任職一年就宣告投降，決定轉科。

　　電話中她淚如雨下地心灰意冷，不斷為自己無法堅持理想道歉，解釋原因是：「全科醫師都被告，大從教授主任，小到實習醫師護理師無一倖免，連她這自認為以視病猶親為努力方向的醫療新兵，都被兩個醫療訴訟告到精疲力竭，理想全消。」

　　有位小兒腸胃科醫師，一向以服務身心障礙病人為職志，因為難度雖高但卻有利他成就感，結果也被一個不順利的醫療事故告到無奈終止醫療服務，經過兩年才重拾對人性的信心。

　　成大法律系去年曾邀請筆者以「法律、醫療與人生的對話」為題演講，當時以「MLB是臺灣的未來希望」來勉勵滿場的法律系學生菁英，解釋MLB不是美國職棒大聯盟的簡稱，而是醫學（medicine）、法律（law）及商學（business）的合稱，三個行業皆是有理想的青年最愛，因為最專業，也最艱辛。並

開玩笑地說，臺灣諺語中過去最好的職業「第一賣冰（Ｂ），第二作醫生」，現在時空改變，已成為「第一賣冰，第二告醫生」，表示法律超越醫學，引起法律系師生滿堂哄笑。

但上述順口溜已經不好笑了，因為社會實情已經成為「第一告醫生，第二告賣冰」了，何止當醫師的被告到人心惶惶，一句醫醫相護完全抹殺專業判斷，醫師百口莫辯，毫無還手之力，才會任憑醫學價值扭曲，導致醫療體系崩壞。

而商業的攻防雖然也都必備侵權官司，但以三星、蘋果、宏達電等企業為例，都有可以重金禮聘律師重兵來場商業大戰，畢竟勢均力敵，還算公平廝殺。

所以，完成外科完整訓練的總醫師公開宣告改行醫美，臺大外科開不成暑期課程，各大醫院內外婦兒急招不滿住院醫師，就是正式宣告臺灣醫療五大皆空的時代來臨，未來重症醫療趨於保守防衛，開刀找不到醫師，這已經不是惡夢，而是殘酷的事實。

忝為醫學教育工作者，當然仍堅信醫學人文、倫理、素養教育的重要性，也不放棄啟發學生「艱困時唯勇者不移」與「良醫多自苦中來」的核心價值，然而眼見世道日下難以回天，實在憂心忡忡，無法淡定。

令人無法接受的是，法律人也順勢欺凌醫學，一位法官在臺大醫院醫師為他解決了多年病痛之後，竟然以「病理無法證實術前超音波的膽囊息肉」為由狀告醫師誤診並求償九百萬，這豈非價值錯亂、體系崩壞的臺灣醫療凶兆？

2012/06/17

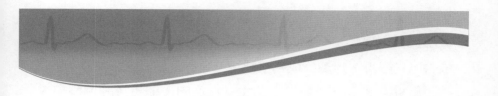

醫師不是上帝

任何專業都有盲點，醫學與法律沒有例外。任何凡人都可能犯錯，醫師與法官皆非聖賢。就算是聖賢也不可能無過，真能無過的大概只有神祇。

因為專業的養成艱難、擁有威權並且資訊不對稱，各類「師級」專家如醫師、律師（檢察官與法官）及老師等大多受到世人敬仰與尊崇。但享有榮譽必須伴隨責任，自然必須背負著十字架，所以各專業的內在思省素養及外在倫理機制都普受重視。其中，醫師以醫師誓詞宣誓將「良知、尊嚴、榮譽、神聖、關懷」扛在肩上來照顧病人，其承諾比把手放在六法全書發誓更慎重，因為法律是倫理的最低要求標準。

被尊為帶動臺灣醫學教育文藝復興的黃崑巖教授曾經為文「勿盼醫師成天使」，他認為「醫師不是天使」的原因是，醫師的道德發展是社會人格發展的縮影，如果醫師入學是靠考試而非面談以了解心性，則少數缺少奉獻理想的貧瘠的心靈裡一定栽培不出美麗的花朵。

幸運的是，黃教授的理想已逐漸落實了，因為醫學入學名額的面談比例提升，入學就立志成為良醫的學生比例也大增

了。但諷刺的是，畢業選科行醫後失去笑容，甚至灰心喪志的醫師比例也增加了。因為在當今社會風氣下幸免於醫病糾紛中被告已是難得，遑論「成為良醫」？

事實上，當今社會似乎存在一種氛圍，即看待神聖醫療等同商業行為，但要求醫師則是等同上帝神蹟的保證醫療結果與牧師的全人奉獻態度。而當今的醫療生態設計產生代理問題時，矛盾地醫療管理的工具是價錢，要求的醫者表現卻是價值。

近年來，醫師被告得東倒西歪，坊間流傳醫療糾紛器官賠償對照表，上榜次新的是顱內壓監視器判賠參考價三千三百萬，最新的是膽囊息肉診斷判賠參考價九百萬。醫師犯錯當然應該認錯，但如果醫療鑑定是醫師無錯，法官卻凌駕醫學專業主張判賠，難怪專科醫學會專家們會群起攻之。請民眾依常理判斷？這是醫醫相護？還是法官跋扈？是醫者不知自省？還是仇醫情節作祟？

醫師不是上帝，因為醫學不是一加一等於二的算術；醫學必須在生死關鍵時立刻確診治療，不能依賴事後聰明；實證醫學可以依據數據比較而產生建議準則，可是治療指引絕非個案保證，導致醫療結果永遠有不確定性。

所以，當社會與法界開始以法律判決來要求醫師扮演上帝時，醫療生態必然隨之改變。如果想挽回重症採防衛的五大皆空與輕症偏過度的人人醫美亂象，將是醫學院老師的責任？還是必需依賴社會與法界省思？真理不辯自明。

2012/07/01

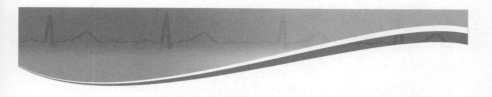

制度難辭其咎

　　最近醫界流傳一個極具諷刺的說法，即對比於「病人的三大隱形殺手是煙、酒與檳榔」，則醫療的三大隱形殺手是健保、評鑑與司法。

　　如果政府想徹底化解當前已成事實的六大皆空（內外婦兒急與最新加入的麻醉科）醫療崩解危機，或許不只是像高階長官指示「保大不保小」的政策那麼簡單，而上述忠言或許逆耳，卻值得深思。

　　在上世紀六、七〇年代，臺灣由開發中轉向已開發國家，生活從農業轉向工商社會，臺灣的醫療制度因而產生結構的重大改變。從勞保、公保、農保的特殊身分保險逐漸演變與進化，在1995年推出的全民健保可謂正式踏入影響醫療生態至今的里程碑。

　　沒有人懷疑健保立意良善，然而「徒善不足以為法，徒法不足以自行」，政府雖經過7年的籌備，但推出全民健保時仍有許多配套尚未完成，許多的定位尚未明確。曾有某位專科大老得意地說該科的各項給付標準是他花兩個晚上就研究定案的，或許他是吹牛，但不能否認一開始推出時，就使得許多非主流

的次專科明顯地被扭曲了價值。歷經十多年的改革過程，則因既得利益者的相互牽制，因給付不公導致的價值扭曲仍然無法完全矯正。

當然健保的給付制度改革過程中歷經許多弊端，如論量計酬造成醫院診所衝量與治療草率，因為後遺症多反而給付更多。所以先改為論病例計酬制，再準備提升為論質計酬制。然而因為醫療品質難以量化成為給付的指標，因此尚未能真正公平地落實。

實施總額預算支付制度用心良苦，卻也造成許多價值扭曲。有些重視成本會計的私人醫院會在季末開始減診推病人，造成重視品質與聲譽的公立醫院病人超載消化不良。而目前實行DRG是否可以改正亂象？仍是問號，因為上有政策，醫院在生存壓力下就有對策，同一診斷下病情仍有難易，加上DRG延續早期給付不公平的基礎，精算成本後鐵定賠錢的疾病就很容易被轉診。中型醫院難以經營，這也是臺灣醫院的規模變成M型化發展的主因，而醫院擴大規模的主因是以規模經濟來降低固定成本，而健保正是醫療托拉斯化的最大推手。

另外，健保對保險與福利的定位不清，輕重症的轉診無法貫徹，利用給付影響價值，健保財務危機把藉口推給醫界腐敗，美化制度卻醜化醫者，造成社會對醫師失去信任，對醫者「良知、尊嚴、榮譽」根本懷疑，對醫療的不確定因素全部當作疏失，則醫學的專業與尊嚴被踐踏至此，健保制度每個環節不該為醫療生態日益惡化而負起重要責任嗎？

2012/07/15

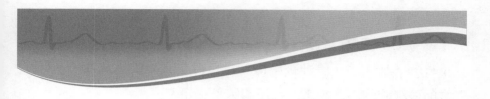

現實反差理想

　　如果把行醫濟世的鞠躬盡瘁當理想，那立志接受外科訓練就是實踐理想的途徑之一。但如果把風險管理與效益評估當作現實，那放棄外科改行醫美就是考量現實的選擇項目。

　　理想與現實之間總有落差，但沒有絕對的對錯。學校教的是理想，社會教的現實，學校教的交通安全有標準答案可以考試，但社會的交通安全仍有層出不窮的沉痛意外。

　　臺灣的高中生考上醫學系是可以由學校與媒體高調報導成放鞭炮的光宗耀祖，推甄入學時每位醫學生都是信誓旦旦志為良醫的，醫學院的人文醫學教育都是把醫者的良知、尊嚴、榮譽、倫理、素養放在第一優先的，這是理想。

　　反差的現實是，健保給付三百元的放置鼻胃管在偶發意外後，即使是醫療鑑定無疏失也被求償3,000萬，如今每個器官都被有價地標示賠償金額，難怪網路上有些醫者自我調侃「被健保當小偷，被法律當罪犯，被病人當幫傭」。

　　有位財務管理的教授談風險成本時講了一個不好笑的笑話，他問同學，路上撿到多少錢會有占為己有的衝動？一百元

或一千塊？不可能。一萬或十萬元？不值得。但如果是一億或十億？他承認自己會動念。這個故事的啟示是，良知是無價且不移的（聖人），除非被出價到擔負得起風險成本（凡人），當前最紅的政治貪瀆案件就是個例子（罪人）。

為了拯救一個命在旦夕的顱內出血病人，以忘寢廢食的奉獻來動手術急救是醫者的良知理想，但醫師不是上帝，萬一急救結果不符家屬預期會如何？一樣是醫審鑑定無疏失，卻也被求償三千萬。現實反差理想，難道如果醫師是自己的家人，民眾不會勸他何必自討苦吃？

臺灣的醫療生態，社會不斷地以奉獻理想來要求醫者，卻也不停止地以現實反差來考驗他們。持續暢談醫者應有倫理自省的有志者，在基層奮鬥的年輕醫師看來，不過是童山濯濯或白髮蒼蒼且淡定不食人間煙火的「醫界大老」。當理想與現實嚴重脫節，醫療生態的提升已經不是空談教育就可以改善的了。

當下之計，當然還是鼓勵醫者切莫在現實之中灰心喪志，持續保有「良知、尊嚴、榮譽」。但居於上位者也不能空談理想，還是應該下凡來研究造成現實的關卡與阻礙，還要以道德勇氣排除以理想口號掩飾財務危機的政治障礙。唯有理想與現實不再有巨大反差，臺灣的醫療生態才不會持續沉淪，走向不歸路。

2012/07/29

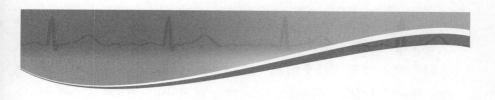

評鑑無限上綱

　　評鑑與稽查，對改善醫療品質理應是宏偉理想，對提升醫療安全理應是重要保障，為何會落到醫護三大隱形殺手之列？為何被描繪成「亂、瞎、假」？是醫者無的放矢？還是值得檢討反思？

　　沒有人反對定期評鑑的理想，也沒有人否定不定期稽查的必要，但是以「徒善不足為法，徒法不足自行」兩大層次來看，的確有很大的改善空間。

　　首先，臺灣對醫療的評鑑與稽查，幾乎集全世界制度的大成，廣到嘆為觀止，多到應接不暇。醫學院、醫院、教學醫院分別評鑑，相互關係為何？醫學中心、六大任務、急重症醫院分級、品管、病安、感控等評鑑為何不能整合？類似項目可有不同指標？保證歷任衛生署長都會被考倒。

　　評鑑要有尚方寶劍，健保給付就是威權，醫院當局當然奉為圭臬，因為財務收支與長官榮辱全繫於此，豈能淡定視之。然而品管、文書、制度、系統、管理難道不需人力？醫院因而投注多少資源？如果新增業務與人力資源不能夠等比例成長，就會有不斷加班仍做不完的血汗現象。故重要科部諸法皆空，

眾人豈能不認為評鑑是間接潛在殺手。

評鑑更不斷被無限上綱。因為民眾認為判讀報告並分析病情與治療的醫者智慧不值錢，所以衛生署長說「看報告收掛號費」要列入評鑑。不同醫院因特性及實務不同會微調人力，但總統卻說「醫病三一比要列入評鑑。」醫師照顧病人向來是責任制，但是基於若干醫療意外原因，衛生署已擬定將住院醫師工時單獨納入評鑑。這一切，使評鑑成為解決任何醫療生態問題的最佳垃圾桶，一切丟給評鑑，萬事自然解決。但多年過去，事實如此嗎？

大而無當本不該，大而無理更可惡。報載某醫院正接受四年一次的定期評鑑時，健保卻來突擊稽查，院方指控稽查者「以侮辱口氣盤查，毫無章法拷貝病歷，不經同意參觀哺乳，不穿隔離衣進入管制區」，難怪有個打油詩說現在的醫護「被健保當小偷，被司法當罪犯，被家屬當佣人」。

筆者曾經參與許多不同屬性的評鑑，皆以「良知、尊嚴、榮譽」執行任務，但近來參與某評鑑委員先期訓練，對其課程安排、講師素質、內容反覆、幼稚要求及防賊心態略有質疑，卻被主事者的官僚攻擊性防衛氣到失望透頂並憤而退出。若連充滿理想的評鑑委員都心灰意冷，備感羞辱，則愈來愈包山包海並火花四濺的評鑑制度是否真能達成理想？值得從利弊得失通盤省思。

茲修改王勃的〈滕王閣序〉為打油詩：評鑑與稽查齊飛，理想共現實一色。評鑑與稽查若不整合，則夢幻理想與立竿見影之爭辯，就讓歷史來見證吧。

2012/08/26

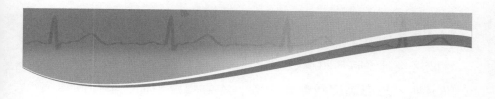

兩害相權取輕

　　醫病關係只存在於某種特殊條件之下，亦即生病的病人需要醫療，而醫師的職責是以專業協助病人在治療與否與各種方法之間，兩害相權之下取其輕。

　　當然，病情輕重有病人主觀的認知，也有客觀的醫療證據。目前以專業經驗診斷並以醫檢科技證明病情並非十全十美，準確度仍是一種或然率，醫病必須在所有可能性中尋找並溝通對健康最有利的選擇，但兩方常有高度資訊不對等與認知立場落差。

　　以法官膽囊被切除事件為例，證據是超音波呈現正常人所無之膽囊內壁約一公分左右突出物，其現象被描述為息肉，但實際上可能是膽囊結石，潛在會併發膽囊炎。但也可能是內壁息肉，潛在是醫者所擔心的膽道癌早期表現。

　　相信手術是在溝通之後進行的，醫師以息肉解釋，病人未置可否。病理結果是膽結石，不是原本所擔心的息肉，病人卻因少了膽囊而提告。

　　不能百分百確定診斷下為何建議開刀？或許以大家所熟悉的急性闌尾炎來說明此例中「兩害取輕」的意涵最清楚，在疑

慮下常被以「寧可錯開一百，不可放過一個」而切除的闌尾，甚至在其他腹部手術時也會順便被割除，就是因為萬一出現急性闌尾炎延誤時，將導致「穿孔、膿瘍、腹膜炎、敗血症」等併發症，是有高度致命威脅的，才會兩害相權之下傾向建議「大膽地切除」。

在病情可能加劇的疑慮下，醫者常以「兩害取輕」的思維下建議進行醫療，雖醫療本身（如麻醉）是身體健康也有一時性的威脅，但卻是必要之惡。

以近年來發生率似乎逐年提高的膽道癌或口腔癌為例，為了進行切除癌細胞組織並預防擴散，手術切口與切除癌組織旁的相對正常組織是必要的，令人痛苦萬分的化學治療也是必要的，但沒有人會以希伯克拉底斯「不傷害原則」的醫學倫理來質疑，因為若非如此會救不了命。法界也依常理以「風險阻卻違法」的見解作為共識，以保證醫者能在高風險判斷及不確定危機下能本諸「良知、尊嚴、榮譽」作出最佳的專業判斷及治療。

有些治療積極卻高危險，有些治療低風險卻效果差，風險與成敗之間的選擇是兩難，有醫者的判斷、家人的期望及病人的偏好，醫療決定常是根據科學經過溝通後的選擇，即使在不確定因素的挑戰下，也不該以事後聰明來責難。

「法官不滿膽囊切除告醫」事件為何引發巨大反彈？一來是缺少「兩害相權取輕」的素養，二來是違反「風險阻卻違法」的共識，令人擔心高風險醫療專業判斷會崩解，只賸下防衛性醫療，則臺灣醫療生態就真正宣告淪亡了。

2012/09/09

醫病關係改變

　　醫療提升需要高尚的人性，在以尊重與感恩為醫病互動核心價值的時代裡，視病猶親不是口號，而是氛圍。然而，如果醫病關係改變成「視病猶朋、猶醫、猶法」，似乎也是時代的趨勢。

　　在視病猶親的時代裡，醫德是無庸置疑的，因為病人不必也不會懷疑醫師誓詞的良知、尊嚴、榮譽、專業與責任。所以，即使是病人不敵病魔，家屬也會感恩醫師的盡力救治。這種互信互諒的醫療生態中，醫病共同的敵人是疾病，醫病互相扶持安慰，醫師不只是救星，也如同至親。

　　逐漸地，氛圍改變了，情感的依附減少了，但情緒是理性的，醫病相敬如賓，互動投桃報李，但人性謹慎樂觀，醫病的關係比較像朋友，醫視病如朋，病待醫以友，合則懇託，不合則另請高明，但仍是君子揖讓互敬的時代。

　　視病猶醫還算是一種時代進步，因為醫者成為病人的人數增加，或者病人藉著醫學報導或專業期刊而對某一特殊病情有不亞於醫師的基本知識，導致昔日醫病資訊不對等的情形改

善，專業與身分逐漸對等。然而知識不等於判斷智慧或執行能力，紛雜卻不實用的說法反而增加了溝通的難度，偶發各自堅持導致的溝通壓力增加，使得病人質疑醫師成為醫病關係最傷感的情境。

另外病人基於擔心不能受到最佳照顧，而委託別的醫師朋友關照，雖是人情之常，卻是優劣互見。

視病猶法的時代背景，是醫療生態逐漸嚴峻，醫病糾紛及醫療訴訟逐年增加，醫師被判刑比例舉世無雙，在不合情理的司法判決底下，醫師幾乎成為準罪犯的代名詞，因此防衛性醫療成為時代的趨勢。

例如監視器成為醫院的重要裝備，錄音錄影成為關鍵溝通的必然程序，知情同意的文書早已超越倫理成為法律步驟，病危通知、病情說明、自費選擇與風險評估等，醫師莫不戰戰兢兢，生怕程序瑕疵成為敗訴證據。

另外，過度檢查也是一種防衛，「感冒的人先作電腦斷層」或許不再是諷刺性的幽默，因為萬一腫瘤病人罹患感冒而醫者未察覺、分析並告知腫瘤病情，醫者將陷入麻煩。而效果較差但風險較低的保守醫療，也逐漸被醫者優先考量，以免惹禍上身，但這絕非病人之福。

上述四種醫病關係的演變，似乎各有時代情境，不宜評論優劣，但的確與醫療生態與司法氛圍有密切關聯。臺灣人民期待何種醫療生態與醫病關係呢？值得深入思考。

2012/10/07

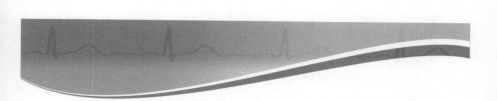

情感依附轉移

　　當今臺灣醫療生態為何充滿情緒張力？為何醫病溝通必須依賴制式文書卻仍缺乏信任？為何醫病關係必須走向爭執、爭議、糾紛甚至訴訟？原因錯綜複雜，但家屬把對病人的情感依附轉移成責怪醫護同仁，藉以作為抒壓出口，或許是被忽略的關鍵因素之一。

　　有個笑話說女生在人生不同階段會暗戀三種人，在學暗戀老師，在職暗戀老闆，晚年則暗戀醫師，都是情緒依附。若依附不得，則易生怨懟。

　　有位朋友的父親高齡九十，有包括狹心症在內的許多內科疾病，合併骨科疾患已有多年，卻一直諱疾忌醫。一直到有天疼痛難當，發現髖關節缺血性壞死合併軟骨崩裂，進行人工髖關節置換是必然的選擇。醫師判斷需考慮心臟疾病所以應當心臟專家評估以降低手術風險，而該項手術依健保給付規定必須預先申請並核准否則必須自費，所以醫師好心地安排數天之後再住院開刀。

　　這位朋友尊父如天，或許焦急萬分而不願等待，便把父親疼痛難當的情感依附轉移到醫師身上，開始懷疑是否醫師沒有提供最佳治療路徑與選項？懷疑是否醫師缺乏體會病人痛苦的

同理心？懷疑是否行政流程可以加快速度？即家屬把延誤病情的慚愧轉變成為對醫師未盡全力的質疑。這種情緒依附及轉移，不但病人及家屬沒有自覺，醫師也沒有意會，結果本來醫病理應聯合對抗對疾病，卻變成消耗彼此精力的痛苦內戰。

　　仔細分析當今許多見諸報端的醫病糾紛，都可以發現這種情感依附及憤怒轉移的現象。例如法官質疑誤割膽囊事件，原本法官理應也期待醫師解決病痛及恐懼，沒想到發現醫學竟然無法百分之百提供真理及安心，情感由愛生恨，便轉變成針鋒相對。病人車禍神智不清送到急診，家屬驚恐萬分六神無主，對病人全部情感依附只好都轉移到醫護身上，其情緒壓力無法從忙碌於許多病人之間的急診醫護同仁身上得到釋放，導致急診成為家屬不理性爭執及付諸暴力手段的常見地點，也就不足為奇了。

　　再仔細分析，臺灣的教育系統本來就缺少重視情感認知，臺灣人民的情緒管理及挫折處理能力是普遍缺乏的，而當前醫學教育主軸是強調提升醫學倫理及人文素養，且醫療生態重視醫學法律的規定及程序，前者理想而後者現實，但從目前的醫療生態現況仍然嚴峻來看，必定是仍然缺少許多塊拼圖的。

　　建議重視的其中一塊拼圖，也是醫病及司法都必須加強體認的，即是在醫療過程中確實存在強烈衝動的情緒依附及扭曲釋放的壓力轉移，造成對事實真理的錯誤認知與不理性的抗爭作為。體認之後才能冷靜，溝通才會平和，判決也才不會失真，或許這才是醫者不會再認為被社會與司法妖魔化的基礎，也是提升臺灣醫療生態的關鍵重要因素。

2012/11/04

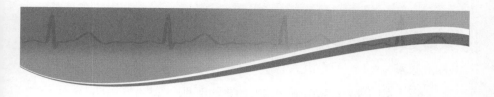

體驗提升諒解

　　臺灣社會對於醫病關係不佳的認知，部分原因歸諸於認為有少部分醫師無法在關鍵時刻體認病人的痛苦、徬徨、擔憂及無力感。

　　成大醫學院早從創院院長黃崑巖教授時期起就積極倡導「將人性帶回醫學」，民國80年依此核心價值就開設了許多體驗課程，其中「醫學生涯」以貼身向前輩醫師學習人生規劃為主軸，「臨床溝通演練」以親身訪問病人親友就醫經驗感受為重點，前者在湯銘哲教授、白明奇與劉秉彥等多位醫師的規劃下日益成熟，而後者經歷林炳文院長、個人與楊延光教授的規劃下則啟發許多認同。近年來林其和院長與林志勝醫師合作推出「on doctoring」課程，更將實境體驗與感動分享的教育向上提升。

　　近年來，也有些醫學系開始在教育醫學生或醫院在訓練住院醫師的過程加上「一日病人」的體驗，期許準醫師或醫師是以躺著的方式在擁擠的急診處、嚴肅的開刀房或忙碌的病房等待接受醫療，產生複雜的內心感受會比較貼近病人，在感同身受的同理心上必定能夠有所進境。

　　然而，醫病的體驗諒解或許不能只有單向的，如果病友、家屬及病權團體願意來體驗一日醫師，也可能會有意想不到的正面意義。

　　病人如果披上醫師袍，穿上護理師服，站在領藥處，操作麻醉機，體會趕一大早的晨會報告（可以忽略報告者可能必須花數天準備），接著一長串換藥、追檢查報告、巡病人分析病情、寫病歷、開處方、在半天內看診五、六十個病人，刷手開刀一台接一台，急診病人同時到達卻每個人都喊急，沒時間吃飯、喝水或三分鐘吞下一個便當，突然某位病人需要急救，許多的教育學分要補齊，許多統計表單要完成，值班者則忙完白天的工作再準備整夜照顧病人到隔天，隔天又是持續上班下去，那鐵定會了解為何認為「責任制所以不適用勞基法」對醫師是何等的諷刺？或對醫師家人是何等的沉重？

　　如果檢察官習慣花一兩天來寫起訴書，法官用一兩星期來寫判決書，或許也該體驗插一個鼻胃管是如何簡單？數分鐘內在急診判斷昏迷原因並決定如何急救是如何容易？忙著急救甲病人時卻被乙病人家屬咆哮時又是什麼感覺？

　　當然醫病關係中，必先體認病人永遠處於知識、能力、選擇、專業及資源的弱勢，醫護同仁能夠反躬自省並能設身處地是病人的期望也是基本的素養，但醫療同仁受限於人力、資源、制度及其他許多變數的限制卻也是事實。想必藉信任而合作共同對抗病魔是提升臺灣醫療生態的核心價值，歡迎醫療同仁、病友團體與司法團隊都來參與體驗提升諒解的行列。

2012/12/02

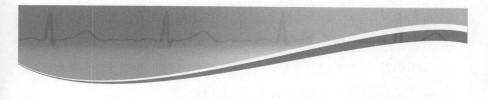

醫療生態需要正面能量

在媒體大肆預告臺灣的醫療生態大崩壞之際，似乎就好像地震走山土石流一般成為醫界與民眾認知的必然命運。其實任憑這種負面能量滋長，也是醫療生態逐漸惡化的主因。

媒體在報導「內外婦兒急」五大皆空的同時，切莫忘記每年仍有許多醫療新兵明知醫療風險高、工作時間長且相對收入低，卻仍毅然決然投入這些艱辛的志業。如果媒體能夠深入報導他們的苦心及志趣，一如採訪優秀高中生考入醫學系的熱情一般，必須為這五大科注入正面的能量，更何況五大科仍有許多辛苦耕耘並絕不言悔的醫療前輩們。

媒體在報導醫療糾紛的同時，切莫忘記爭議的醫療事件只是少數，絕大部分的急門診、住院與手術都被親切地照顧、正確地診斷並順利地治療。如果媒體以合理的比例來報導醫病雙贏的醫療過程與事件，必能教導社會如何從了解、尊重、體諒與溝通中進行醫病正向互動，為擊敗疾病這共同敵人注入正面能量。

媒體在報導護理人力失衡及客觀職場條件不佳的同時，切

莫忘記絕大部分護理同仁仍然夙夜匪懈、任勞任怨地盡忠職守，並以熱情與愛心慰藉因病受苦恐慌的病人與家屬，若能以合理比例報導她們令人感動的事蹟，必能為辛苦的她們注入正面能量，協助她們度過這一時的客觀環境難關。

思考這一陣子的醫療生態還有哪些負面能量？是誰在推波助瀾？除了媒體、病人與家屬、健保局、評鑑與司法之外，醫界也必須反省自己是否也是負面能量的提供者？醫界同仁在社群網站許多充滿悲觀的怨嘆與負向的反應，雖可收相互安慰之效，但在需要終身努力的醫學生涯，是否將逐漸失去正面能量？似乎也值得大家深思檢討。

健保規範是必要的，但審查時不體諒醫者在第一線面對複雜病情的難為，草率刪除給付再要求醫者耗費精力申覆，就是在製造負面能量。評鑑是必須的，但施以不食人間煙火的要求與壓力，當然對醫院經營與辛苦醫護都是負面能量。司法是公正的，但不了解醫療的複雜與不確定性便妄以刑法伺候，更是許多醫者心灰意冷，造成五大皆空的主因。

醫療生態是社會所有民眾互動的產物，讓負面能量造成惡性循環，醫療生態崩壞就是必然惡果。挽救浩劫的力量，是靠每個人以不同立場注入正面能量，造就良性循環。

2013/07/08

第二部

醫療困境

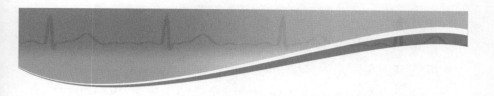

智慧地落實醫療選擇

　　很重要但經常被忽略的是，疾病的不可預期性與病人的配合差異性，才是作出醫療選擇之後影響治療成果兩大變數。

　　有一位年輕男性病患來院求診請教醫療選擇，他因車禍意外導致腰椎椎間板軟骨破裂突出並有坐骨神經症狀已有5年的病史了。第一次發作時並未求診，卻在修養數週後症狀消失。第二次因搬重物而復發，一樣也在休息後症狀自動改善。

　　就如此過了3、4年無病無痛的日子，最近卻只因工作時間站坐久了些，就又開始引發坐骨神經疼痛及麻木。因為這次拖了比較久而開始就醫檢查，結果發現上述病情，歷經幾個月的保守治療後似乎效果不彰，因此有醫師建議手術治療，使病人陷入開與不開的醫療選擇長考。

　　醫師之間也有不同見解。部分的內科系醫師不建議手術，除了引用文獻上85%的復健療效作背書外，還提到開刀危險性的潛在風險，以及術後5年後表現與沒開刀者相仿的實證說法。

　　部分的外科系醫師建議手術，除了引用開刀適應症包括疼痛影響生活品質外，還舉出嚴重時甚至導致肌肉萎縮甚至麻痺

的潛在風險，以及開刀其實危險性不高的實證說帖。

　　當然並非所有的外科醫師都主張開刀，因為上述性的假設性問題其實是因人因條件不同而異。

　　病人本身願意考慮任何醫療選擇建議，父母卻排斥開刀，然而似乎目前保守療法無法滿足年輕人的生活需求，因而徬徨於兩難之中。

　　其實開刀雖有風險，但可以在醫療的溝通、準備及充分配合下將風險降至最低。而選擇不開刀也並非束手無策，問題是病人並未認真地面對疾病，智慧地落實保守治療的選擇。

　　例如，發病期間的問題是脊柱結構不穩定、肌肉僵硬易疲勞及椎間板軟骨壓迫神經造成發炎。因此，病人理應盡量躺下休息並減少工作，在坐立及行走時需穿護腰或背架，日常生活少彎腰或姿勢不良，配合復健治療及藥物來減少神經發炎現象及肌肉過度緊繃，或許數星期數月後症狀就可以控制下來，即使未來仍須努力使之不再復發。

　　也就是說，做了醫療選擇後的成功關鍵掌握在自己手中，必須智慧思考並認真落實及配合生活調整，才有成功克服疾病挑戰的機會。

2012/02/05

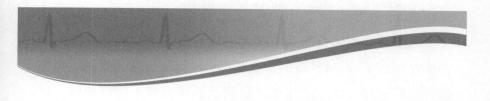

醫療的兩難困境

　　現實的醫療世界裡沒有完美無瑕的醫療情境，沒有絕對正確的醫療選擇，沒有保證成功的醫療選項。

　　因為不完美，所以必須慎思明辨做好醫病溝通。因為並非絕對，所以必須在比較分析後做出相對較佳的選擇。因為無法保證，所以在決定之後須以最適切的準備克服難關與挑戰。

　　然而醫療議題如果涉及價值觀與道德感，就會更複雜，就會出現兩難情境，進而必須做出兩難抉擇。因為價值觀與道德感的相對重要性，是因立場情境而有所不同的，因而更容易引發爭執，不但沒有定論或雙贏，甚至也成為醫者無法承受的窘境。

　　例如維護病人的隱私權是醫學倫理的核心價值之一，愛滋病人的隱私權當然必須受到尊重及保護，以避免無辜受到社會不當的歧視及排擠。然而，隱私權的界線在那裡？涉及病人本身的素養與醫療同仁的責任兩大問題。同事可以不知道，但家人呢？哪一等親內該知道？朋友可以不知道，但性伴侶呢？配偶呢？身分證上不應登記，但健保卡呢？該在就醫時主動告知

不熟悉內情的醫師嗎？

　　但社會公義與安全難道不也是核心價值嗎？愛滋病人的隱私權在2011年8月24日發生愛滋器捐事件後，引發「愛滋病是否該註記於健保卡？」的人權、法律及倫理論戰，如何在個人權益與公共利益上切出一個正確的中線？就是個兩難困境。

　　既是兩難，能否解套？俗語說「解鈴還需繫鈴人」，解套之前就必須了解造成兩難的因素何在？病人及家屬的壓力嗎？對瀕危病人的勉強急救可能是因為家屬期望正從國外趕回的長子來得及見最後一面。法律不合時宜的規定嗎？例如活體捐贈器官指定對象在從三親等擴大為五親等之前，就曾發生過救不了親人的「惡法害人」之歎。

　　有時候醫療資源的分配也會製造兩難，例如特殊的骨折依現有的專業認知，其最佳選擇可能是健保不給付的特殊骨材，而健保給付辦法卻限制醫者選擇權，導致醫師在選用與不選用間必須做出兩難選擇。

　　醫師必須在兩難困境中做出合乎法律規定、倫理權衡及專業良知的選擇，難題不在選擇內容為何？而是在選擇的過程中思辨是否清楚？判斷是否周延？溝通是否充分？是否用心無愧？是否符合程序正義？是否遵循比例原則？若是，則兩難就不是窘境，而是提升的試煉了。

2012/02/12

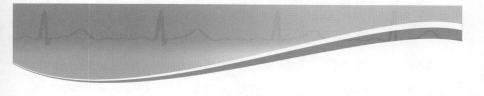

醫療四大皆空的危機意涵

何謂四大皆空？一般認知佛家的四大皆空是不沉淪於酒色財氣，而醫療的四大皆空則是指「內外婦兒」這四大科招收住院醫師不足額，導致後繼無人，造成醫療生態的重大危機。

四大科之所以重要，是因為其在醫療的基礎性及不可取代性。所有的醫學基本知識都以內科為基礎，因兒童不是大人的縮影而使得小兒科自成一格。所有手術治療的知識都以外科為基礎，而因為人類傳宗接代的神聖使命也使婦產科無法取代。四大科在醫學啟蒙伊始，堪稱醫學之母，一向是習醫科選科的最大熱門，過去都是頂尖者才可登門入室。

因此四大皆空的危機意涵是，許多會自然痊癒的病如感冒仍容易得到方便親切的治療，但複雜困難的病情求醫時將大排長龍。因為手術醫師人力有限，連處理緊急救命的一級急診病人都會塞車，更何況比較不緊急的其他急診病人或例行手術？

有人說，未來臺灣將找不到醫師開刀，生小孩無醫師接生，這是誇大其詞，但醫療生態危機若再嚴重發展下去，也非不可能一語成讖。

然而，何以致之？何能挽回？

　　有人把四大皆空的責任丟給醫學教育，認為醫學院沒有教好醫學生，讓他們價值觀與人生觀產生扭曲，這說法是「欲加之罪，何患無辭」。當今的醫學教育除了重視醫學專業知識與技能的傳統，還強調慎思明辨的關鍵思考，利用體驗實作來教育生命意義與人生哲理，更啟發醫學「良知、尊嚴、榮譽」的重要性。然而，就如同小學的交通安全教育沒問題，出了社會的實際交通生存法則卻完全不同，則交通的亂象難道可以怪小學教育沒做好？

　　所以該檢討改善的仍是醫療生態本身，從醫療預算大餅的規模是否太小？醫療資源分配的設計規劃是否合理？為了除弊的各項評鑑是否表面功夫且勞民傷財？財務管理掛帥的給付方式是否導致醫療商業化？對醫德的過度指責是否是醫病爭執愈多的推手？暴力介入醫病糾紛時缺少公權力的有效介入是否會使醫者人人自危呢？

　　目前醫療生態已經看到四大皆空、急診塞爆、一床難求、醫院M型發展、加護重症人滿為患、五官科與醫學美容成為主流與資深護理人力不斷流失等。如果不重視這四大皆空的危機意涵並力挽狂瀾，令人擔心下階段就將引發醫療生態的浩劫。

2012/02/19

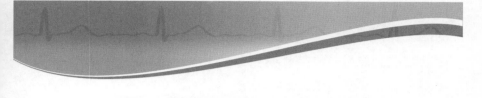

醫療良知挑戰行政規範

　　醫學雖以科學為基礎，卻不是純科學，不是算術式，也不是連立方程式，因此雖然依賴許多在實證醫學而建議的醫療指引，卻沒有唯一正確答案，所以不適合建立不容挑戰的標準作業流程，不適合依賴不允許例外的醫療行政規範，依經驗而言是其來有自。

　　例如，同一個病人在三個月不得進行第二次電腦斷層掃描，違者將被罰扣健保給付，甚至依抽審比例放大數十倍。此規範看似可以除弊，卻可能導致醫療判斷錯誤。

　　有一位病人，平日身強力壯，除了輕度高血壓外無甚疾病。有一天吃完晚餐，卻臉色蒼白，胸悶喘氣。急診的第一印象是心肌梗塞，但是心電圖與心臟酵素檢查都正常，初步排除心肌缺氧。

　　在氧氣治療後，症狀不但未見改善，還開始覺得腰酸背痛，要求家人拍打按摩，此時有經驗的急診醫師就有了另一種懷疑，果然安排了由胸到腹的電腦斷層掃描後，證實了是下行腹部主動脈剝離，當晚就住進心臟加護病房監測治療。

　　因為剝離的範圍是侷限在下行主動脈，經過心臟內外科的討論，認為內科保守治療在實證醫學的證據上優於手術治療，因此在控制血壓及支持性密切監測下，一星期內終能離開加護病房，回到一般病房做觀察治療。

　　病人在一般病房覺得毫無異狀，已經開始做出院之前準備，家人已準備迎接他返家。然而他的主治醫師從一些微細的指標仍然覺得有異，明知再安排一次電腦斷層有被核扣的可能，仍毅然堅持再度掃描，這個利用醫療良知來挑戰行政常規的決定拯救了這位病人一命，因為檢查發現剝離範圍已經向上擴張到上行主動脈，甚至心包膜已經開始積水，只是病人太過強壯而自我感覺良好。

　　當然故事的結局是圓滿的，病人接受了一次成功的主動脈手術治療，穩定了病情，挽回了性命。

　　這個故事的啟發及結論是，並非醫療行為不需要行政規範，而是醫療的不確定因素很多，醫者的專業敏感度與積極求證的素養非常重要。即便面對常規，但若醫療良知在呼喚，仍應挑戰生硬的規定，即使被罰扣指責亦在所不惜，因為「生命的神聖性」才是醫療倫理的最高指導原則。

　　制訂常規制度的首長與社會應該為有醫療良知並願為神聖生命而挑戰行政常規的醫者喝采，因為這才是醫療進步的動力。

2014/08/04

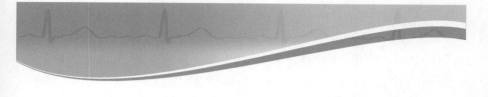

病歷中文化做不到的事

病歷中文化的議題，近日在立委及推動團體以記者會提出訴求後，想必社會不同階層與立場的好朋友們將有進一步的熱烈討論。

主張病歷中文化者認為，臺灣每年對醫師提出民事求償大概有百餘件，加上刑事會更多，醫療糾紛常發生在醫生診斷和病人醫囑中出現問題，因此如果病歷可以用病人理解的語言，就不會造成紛爭。事實真是如此嗎？

無論是醫師與病人都不希望有醫病糾紛，相信醫病若爭論到必須走向司法的階段，常是因為對醫療結果的認知不同、溝通的過程產生障礙或應該理性的對話變成不理性的情緒，只好依賴司法解決歧見，討回不同立場所主張的公道。

無論主張或反對病歷中文化的意見都是出自於善意，但陷於兩難的原因，倒是值得反思。病歷中文化的技術困難雖然很多，但是「成功的人找到方法，失敗的人找到藉口」，所以只要方向正確，再大的制度與技術困難都可以克服。然而重要的瓶頸是，若克服了重重困難，真的是利大於弊嗎？現有的醫病溝通失效就可迎刃而解嗎？或者醫病溝通仍有許多無法克服的對立因素？或者會製造更大的醫病溝通困難？

　　首先，主張者認為病歷中文化可以化解醫病歧見，其實不然。美國的醫病都用同種語言，但醫病糾紛仍然很多。這是因為絕大部分的醫療糾紛，是來自認知不同與信任不足，所以爭執不是在語言的可識度，而是心態與想法的信任度。如果最後醫病溝通依賴的最後一道防線是文字，那文字就必須非常精確。試問，若以科學精確度而言，是英文或中文比較精確呢？許多的會議紀錄往往在一個字的解釋都會引發正反兩端咬文嚼字的爭議，所以病歷全面中文化後的後果可能失去科學的精準度，如此是會使醫病的認知更一致？或引發更多的誤解？

　　此外，不是醫師不願意用中文寫病歷，而是許多的醫學專業用語的國際語言是英文，所以醫學的教科書絕大部分是英文，研究論文是英文，國際研討會是英文，疾病名稱與定義也是英文。把醫學語言本土化最徹底的是日本，他們把所有的教科書翻成日文，自己的期刊也用日文發表，結果他們發現出了大問題，包括醫學期刊的新知翻譯不完，醫學的微言大義在翻譯中失去精準，也導致很多日本醫學生與醫師無法直接與國際接軌。

　　病歷中文化的主張者打算以「醫療法」與「醫師法」的修正方式來推動政治及行政的強制執行，相信未來在立法過程中會有許多的對話與辯論的攻防。期許主張者在立法的過程中能察納雅言傾聽專業意見，認清病歷中文化即是醫學教育中文化並提出相關配套，順便解決當前醫病溝通未能充分互信的難題。

2015/01/19

臺灣醫療的關鍵問題

　　翻開近日的臺灣的醫療新聞，很少是好消息。醫療鄉民本週分享的是「醫判賠3341萬，神經外科強力反彈」（舊聞）、「逼走臺灣醫生，你我都是共犯？」（《商業週刊》）、「現場還原：血汗護理師的一天」（《康健雜誌》）與「護士血淚告白：困境裡的白衣天使」（《天下雜誌》）等文章，可謂字字血淚，但這不只是少數個案。

　　《遠見雜誌》甫於2月公布臺灣第一份「臺灣醫療關鍵報告」，這份萬人大調查的對象包括醫師、護理師、檢驗師、藥師、醫院管理及社區診所醫療人員，據說回收率創新高，可見醫界開始警覺不能再沉默，所以該問卷參考價值頗高。

　　調查共分四大面向，在「整體醫療環境」上，有92%醫療從業人員對未來表示悲觀，而且高達六成以上「很悲觀」。顯示，臺灣的醫療生態不僅目前崩壞令人失望，而且似乎目前所提供的改革方針也沒對症下藥，所以才看不到希望。另有六成認為用藥品質變差，超過半數感覺醫材品質下滑，而且醫療資源遭民眾濫用，各種專業醫療的人力短缺嚴重，與健保不斷

（且不合理地）壓低給付。

　　在「醫護生活品質」上，有四成以上每週工作超過61小時，有七成五不滿意目前的工作環境。而不滿意的原因除了人力嚴重不足外，也與自認工作價值不受重視有關。而何以如此？確實耐人尋味，值得進一步研究。

　　人力缺少會導致醫療照護出錯的比率增高嗎？四成以上的護理同仁認為是。而護理同仁因會不滿意而想出走海外？有將近七成同意。因此，醫護人力不足只是表象的問題，人心浮動才是真正的關鍵。

　　對「醫師診療行為」的議題，有近六成認為私立醫院醫師會過度診療，比公立醫院醫師高一成多，推測其原因是私立醫院的底薪低，醫療業績反而是主要收入來源。而對於餘命三個月以內病人的無效醫療，或高價的MRI、PET、CT等檢查，都被認為在健保給付之下比率偏高，若改自費則比率會下降。而醫病糾紛多，導致半數醫師會採「防禦性醫療」以自保，這似乎也是問題所在。

　　至於對「健保制度改善」上，「提高自付額」被視為最佳的改革方向，排名第二、三的分別是「保大病不保小病」及「以個人醫療帳戶設定上限」，三者共同被相信都可以有效抑止民眾濫用醫療資源。

　　至於頗受詬病的醫院評鑑、評比與認證，也有相當高比例認為導致文書繁瑣、造假嚴重及交錯重覆等現象。難怪本應立意良好的評鑑制度與健保制度，加上不尊重醫學專業的司法判

決，會被醫勞盟認為是醫護人員的三大殺手。

　　在醫護的全力配合調查下，遠見雜誌的這份調查點出了臺灣醫療最關鍵的問題。而這些問題彼此環環相扣，簡言是資本主義社會凌駕了社會主義醫療，矛盾制度設計卻導致價值錯亂兩難，能否對症下藥改革就決定臺灣醫療未來。

2015/04/13

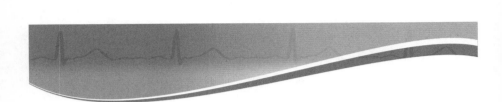

健保給付影響醫療決策

　　臺灣健保成立以來的最大危機一直都是財務管理，但民眾所期許的健保是能提供最可信賴的醫療，兩者存在著基本差異。歷年來健保因應財務危機的方式除增加財源外是修正健保給付方式，包括哪些可給付？給付多少？如何監督？如何核實？而這些財務政策的成敗，是該以其財務報表與赤字多少呢？還是檢視健保給付是否真能對醫療決策造成正向提升的指標？

　　健保給付方式當然會影響也重視財務管理的醫院決策，並因而影響藥品與醫材提供者的供應模式及醫院要求醫師遵行的配合模式。而這些，都將影響醫療行為與決策，進而影響醫療品質與醫病關係。

　　健保多次以協商或強制性地調降藥價與醫材價格，合理解釋是減少藥價黑洞，但真是如此？所造成的影響為何？其實很值得深入探討。

　　有一篇文章是在諷刺臺灣現況不可思議的超廉價醫療，包括一顆藥品價格不如一顆糖果，打的一瓶點滴比一杯泡沫紅茶

便宜，而救命的心臟按摩竟然比腳底按摩廉價，救命為病人插管竟比家裡通水管便宜。這些誇張存在的對比事實，會不會扭曲臺灣的醫療價值，進而造成價值崩壞與生態崩壞呢？

然而，必須嚴肅思省的是，藥品不斷甚至瘋狂降價的結果，是否會引發劣幣驅逐良幣？是否只會造成良藥退出市場而市場只會剩下便宜的藥品？而無論醫師或病人都沒有選擇或不選擇的權利。

醫材給付也不斷降價，造成的影響更加深遠。有一種在數十年內已經被證明有效的健保給付骨釘，本來就夠便宜了，在不斷被要求降價後，廠商評估「賣一個賠一個」之後，決定全面退出臺灣市場。導致另一種健保並不給付的骨材，雖然價值貴了數十倍，可是卻成了唯一的選擇，只是民眾必須自費。結果健保省了小錢，需要的民眾反而花了大錢。並且因為醫師要向病人解釋何以使用自費醫材，遂造成醫病關係的緊張與不信任，這始作俑者是誰呢？

實施DRG有其好處，但前提是疾病與術式的給付要公平合理正確。而在當今所核定的DRG給付價錢，是否可以公平正義合理的醫療價值呢？誠懇檢討，多重創傷與困難骨折的病人有沒有成為若干重視績效的醫院或醫師的燙手山芋呢？有沒有哪一種類型的手術幾乎是穩賠不賺呢？那些堅持專業良知與尊嚴的醫師有沒有反而成為醫院行政高層的觀察名單呢？有沒有醫院下令醫師要留意那一種類型的手術而盡量不要開呢？保證沒有書面資料可以評鑑，沒有白紙黑字可以稽核，但卻無可否認

正不斷地在影響甚至侵蝕著醫療判斷。

　　所以，各大醫院的主管共識營所談的內容都是科部績效與財務報表也不再令人訝異了。只是，當醫療決策的優先關鍵因素已經不再是醫學的核心價值與專業倫理的時候，而是財管優先性重於醫療正確性，價錢績效考量重於生命價值觀，而醫師的良知、尊嚴與榮譽感低落了，病人的信任、尊敬與合作性也消失了，則臺灣醫療生態的光明前途在哪裡呢？如果健保給付影響醫療決策是事實，健保給付決策是否該開個醫療國是會議來積極改革了呢？

2015/05/11

不懂感恩惜福是社會的疾病

很多人說臺灣最美的風景是人，因為臺灣人性基本善良，對舊雨新知都很熱情友善，更重要的是會尊敬別人也值得被信賴，並因而懂得感恩惜福。

曾幾何時，臺灣的互信基礎減弱了，潛在原因當然是若干擁有資訊優勢的政府部門政策及擁有財力優勢的企業組織作為不再令人信任，例如黑心食品與黑箱決策等傷害了社會的期待，遂造成普遍性的信心崩盤與價值崩壞。

這種現象其實就是社會生病的徵兆之一，尤其少數人開始不懂惜福感恩，甚至以一己之私為優先考慮時。這種病態會出現在社會的任何角落，但如果出現在醫師幫忙病人與病搏鬥的醫療生態裡，令人錯愕的衝突性就格外諷刺。

2005年的邱姓女童家暴受虐後，送至仁愛醫院時已經病情嚴重，因急診認定難以救治，神經外科也因能力不足而未積極處理，轉診系統又未能發揮功效，才會經兩百公里轉送至臺中開刀仍未能救活。這個媒體關注的所謂醫療人球事件，兩星期的頭版都在指責醫師、醫院與醫界，忘了事件的關鍵其實應是

防範虐童。

　　或許，這件事指責醫界也還算並非冤枉，因為畢竟腦部大量出血這如此常見的外傷，在緊急醫療網中並未依其傷害嚴重度並參考各醫院的處理能力，而成立第一線就分級送醫的指揮系統，而其他潛在有較佳兒童腦部出血手術能力與經驗的醫學中心似乎也未積極伸出援手，但即使第一時間開刀就可能救得活邱姓女童嗎？勇敢挺身而出並為邱姓女童手術的李醫師其下場又如何呢？

　　多年後另一位男子因車禍顱內出血，這位李醫師其他兩位醫師再度挺身為其開刀搶救性命，病人在術後卻仍因有遲發性顱內出血而癱瘓，家人狀告經法院究責後，竟然認定主因是醫師未能於術後放置醫界尚未認定為醫學常規的腦壓監測器，判決醫院與醫師因過失需連帶賠償三千多萬。從判決看，救人醫師反而比車禍肇事者罪孽深重，難怪最能救人急難的五大科變成五大皆空。

　　最近又有令人錯愕的事例，北捷不幸事件的一位受害者當時身負嚴重刀傷，刀從胸腹交接刺入後直破心臟、肺臟及肝臟三個重要臟器，右心房室、肺動脈、右肺與右肝皆嚴重破裂，總出血量超過10,000CC，經過亞東醫院團隊全力搶救後仍然遺憾不治。家屬含悲指控「送醫時仍清醒一小時，受個刀傷卻急救無效」而提告醫療疏失，要求給個滿意且負責任的答覆，否則採取後續行動。

　　值得反思的是，不懂感恩惜福難道只是個人的修養問題

嗎？不是社會病態嗎？家屬的憤怒需要宣洩移情是可以理解的，但是應該理性諮商疏導，非理性地遷怒醫界是會毀掉醫界濟世救人熱情的，這真是社會所期望的嗎？低廉有水準的醫療是臺灣醫界以犧牲奉獻來換取的寶貴資源，真的忍心任其崩盤嗎？

2015/06/22

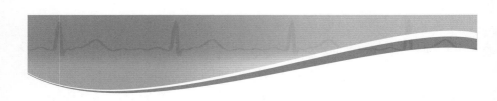

醫療檢驗臺灣的生活倫理教育

　　當今醫療生態出現諸如五大皆空的種種亂象，到底是在檢驗醫學教育成敗呢？或其實是在檢驗臺灣生活倫理教育的成果呢？頗耐人尋味。

　　醫療是一項需要高智能與高感知的專業，醫護人員幾乎都曾經在臺灣升學制度下表現傑出，但未曾選擇以個人成就利益為主的其他高報酬職業，卻決心投入濟世救人的崇高志業，當初這無私抉擇不是受到社會高度肯定與祝福嗎？

　　如果醫學、護理、醫事技術、公衛、物理治療、職能治療、語言治療與心理治療界都有優秀的人才投入，其教育過程與內涵強調專業與素養並重，還有嚴謹的教育評鑑驗證，為何醫療生態仍會面臨崩壞危機呢？會不會並非醫療提供者的問題？而是生活倫理實踐教育失敗造成價值錯亂與行為脫序的結果呢？

　　臺灣的急診暴力層出不窮，或許足以驗證上述的假設。以近日法院判決某病人家屬辱罵並毆打急診護理師是觸犯「醫療法」與「公然侮辱」等罪的案例來看，家屬因陪病人看病而心

急雖情有可原，但是忽略急診是以檢傷分類分級嚴重度為醫療處置的優先次序，出言辱罵醫護、動手打人且矢口否認不就是生活倫理教育失敗的實例嗎？幸賴監視器的紀錄才得以還原真相並彰顯正義。

近年來類似事件不斷發生在急診、門診、開刀房、普通與加護病房，暴力事件頻率高到不容忽視，因而使醫療人員暫離工作的有形損失不可計數，而導致護理人員離職與醫師不願意走救命五大科的無形影響更是必須正視。

如果這是臺灣生活倫理教育的失敗，則奧客現象應該不只會發生在醫療情境。果不其然，在旅宿業也有層出不窮的爭議事件，例如民眾住宿後竟大肆破壞房間設施，鬧出糾紛上報的竟不乏高知名度的藝人。還有貪圖方便在工具間便溺被舉發罰款後，竟糾眾破壞民宿還動手打房東的惡房客。也有大學生破壞旅社設備不知錯誤還上網炫耀，則令人擔憂的就不只是行為，更是價值觀。

因此，我們不得不回頭檢視臺灣的教育內涵與成果，對於人格養成、生活倫理、價值判斷與道德素養等重要教育使命，到底努力了多少？對這些生活知能與人生素養，考試考得出來嗎？升學制度下的勝利組也同時能保證成為社會的中堅嗎？還是在高度競爭的考試下反而過度重視成績表現與個人利益？而升學後段班是否太快被邊緣化了？同時被阻絕了成為社會中流砥柱的公平機會？

或許醫療生態並非臺灣教育忽略人格倫理生活實踐的唯一

受害者，但卻是受傷最嚴重的專業。如果相信醫療是守護健康的最後一道防線，那醫療生態崩壞將是全民所能承受最慘痛的悲劇。懇請有心提升臺灣醫療生態的社會大眾與社團領袖，是否捨棄過去偏頗責怪醫護的錯誤成見，而對關鍵病因對症下藥呢？

2015/06/29

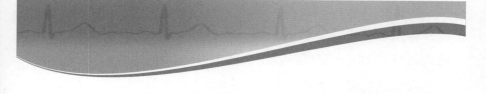

醫學倫理不是道德魔咒

　　有單位邀請演講「醫學倫理」，請教聯絡人理由，得到很誠實的回答是「為了學分需要」，但為了後面多加了一句解釋「聽說你談的醫學倫理很務實」，這個吃力不討好的演講安排終於定案。

　　為何吃力不討好？因為曾有專家認為醫學倫理課程與講師「滿天飛」，認為曾修讀醫學倫理哲學博士的專家才有資格講這個題目。筆者未曾修讀過相關學位或學程，然而在第一線醫療工作中思考這個議題長達30年，深深體會醫學倫理不是空談理念，更不是道德魔咒，而是基於醫療情境的思辨之道與行為準則，是特殊的人「倫」道「理」，所以必須務實，而且能夠活用。

　　臺灣的醫療生態雖然面臨崩壞，但如同鐵達尼沉船故事之所以仍深入民心的道理一樣，是因為充滿愛與人性，這是醫者千萬不要忘記學醫初衷的緣故。而修讀醫學倫理之道，不是武功祕笈的門派差別，而在功力修為的紮實程度。

　　另一個吃力不討好的原因，是因為面臨醫療崩壞之下有人

覺得探討這個議題沒意義，誤會其為無限上綱的倫理魔咒，只是社會用來譴責醫師的緊箍咒，所以不必探討也無法教育，並且須要研習的主要責任並非是在醫師方。

　　或許這是部分事實，但醫者仍須了解，當前倫理危機來自逐漸崩解的社會價值，是現實社會善惡不分的縮影，所以理想與現實總有落差，關鍵在價值觀與人生觀，行動比說法重要，需要道德勇氣，而且堅持的人經常是寂寞的。

　　所以，醫學倫理的真諦不是罔顧現實、不是作繭自縛，而是基於習醫初衷、人生哲理與核心價值，並在醫學倫理逐漸法律化的背景下，不斷提升專業素養、學習思辨判斷，並且提升醫病溝通的能力，以立於道德基礎的不敗之地。

　　因此，以情緒構面的態度與動機、認知構面的知識與技巧及行為構面的習慣與應對為基礎，學習醫學倫理的五大基本信念，精讀「生命的神聖性、病人自主、利益病患、公平正義、切勿傷害」與醫師誓詞，在醫學倫理哲學理論上的結果論、責任論、權利論、直覺論與社會所期待的美德倫理上反思琢磨，難道不就是精進行醫的本職學能嗎？

　　有學生問到最近討論很多的議題，例如公共場所出現急難時，醫師是否應該挺身而出？其實在八仙粉塵爆炸悲劇發生當天之所以會有如此多的醫師願意挺身而出，就是以行動回答了這個問題。若有輕症病人在急診把醫護吆來喝去時該如何？手術後病情穩定卻不出院的病人該如何？病情簡單卻要求昂貴儀器檢查時該如何因應？要求開列超越證據的診斷書怎麼辦？還

有許多複雜的醫療情境該如何處理？其實醫學倫理就是協助醫師站在道德的制高點，在兩難情境中作出正確的決策，並義正辭緩地堅守醫者的「良知、尊嚴、榮譽與專業」。

結論是醫學倫理絕非道德魔咒，而是專業的思辨與公義的基礎，當然是值得修煉的醫學專業素養。

2015/07/06

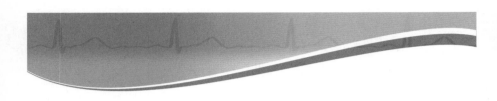

醫療生態的民眾態度

如果醫療生態崩壞的沉痾都需要改革決心的政治力來排除既得利益者的阻力，而政治人物需要的是輿論民意與選票支持度，則任何醫療生態改革議題的民意基礎就很重要。

《康健雜誌》在2015年6月的「民眾的醫療態度大調查」開宗明義解釋施測目的說，主管機關遲疑於制訂良善政策是怕得罪民眾，各團體則代表民眾發言，總統大選下的政黨也在揣測民意取向再提出醫療政策，真是一語道破。

這個調查的確呈現了一些值得重視的資訊，也對於未來醫療生態改革過程中必須提出的配套或防弊措施，提供了重要的價值參考。

第一項重大議題是針對健保財務危機的民意態度調查，當醫療需求增加而健保預算不足時，是否同意增加每月數十元至百元的健保費來挹注財源呢？同意者52%，不同意者42%，似乎同意者較多。然而，上述調查並未分析增加的保費占家庭收入的百分比為何呢？增加的每月數十元至百元可增加多少健保財源比例？而如果必須上達千元或更多則民意如何？值得進一

步分析。

　　反對漲健保的兩大理由是目前費用已經很高（41%）與認為應先解決醫療浪費問題（33%），這與民眾擔心的醫療資源浪費（28%）、健保財政困窘（14%）與醫護人員過勞導致無力照顧病人或判斷影響（12%）正好可以相互呼應。但對這些問題的交錯影響並無深入分析，因此對如何解決困境也尚未能夠提供具體答案。

　　第二項重大議題是對轉診與分級醫療制度的民意態度調查，難能可貴是分級醫療得到高度支持，但也呈現民眾對能否具體推動的擔憂。

　　當被問到：「是否認為民眾有能力判斷病情與適合的醫院分別？」時，自認有能力者45%，沒有者33%，一半一半者10%。在此條件下，「如果未來的制度是一律需要先由診所初判病情，若懷疑重症再轉大醫院（即無法像現在一樣自行到大醫院就診）」，意外地竟有72%的民眾表示支持。

　　當然要化解少數不支持者的疑慮就必須有配套，因此進一步的說帖是「家醫轉診制度的好處包括可適時找到專業人員諮詢，醫師能掌握病人現況、減少小病上大醫院等浪費」時，則支持度上升達88%，但其前提是家庭醫師能隨時提供諮詢，而對病人健康狀況也能保證有充分的了解。

　　至於對即使有配套卻仍然反對家醫轉診制度的原因分析也很重要，發現其主要擔憂原因是對診所醫師可能誤判病情（30%）、看病不方便不自由（25%）與擔心診所醫療設備不

足（17%）等三大原因。

　　第三項重大的議題是對民眾能否體諒醫師辛苦的民意態度調查，發現有87%的民眾十分相信醫護人員的判斷，有87%認為醫護人員應該跟勞工一樣享有正常的工作與休息時間。不過這是否代表基層醫療所主張的「醫師工時每週少於88小時並納入勞基法」就沒有阻力呢？恐怕還有許多的路障需要排除。

　　無論如何，在當前民主自由的時代核心價值前提裡，民意是醫療施政的依據，也是醫療生態改革的基礎。期許這些針對醫療議題的意向分析可以帶動醫療政策的反省與探討，並因而推動具體的施行細則，才能由善意形成政策並且立法確實執行，則臺灣的醫療生態改革契機就會出現曙光。

2015/08/17

振衰起敝切莫落井下石

　　臺灣媒體所稱的醫療大崩壞是個現在進行式，這其實是很值得重視的國安問題，因為臺灣的醫療廉價而且水準又高，是民眾安居樂業的重要基礎。然而健保制度與社會觀念在醫療崩壞現象所扮演的角色為何？頗值得省思與檢討。

　　分析在目前醫療生態之下，理論是病人與家屬所應信任與依賴的醫護伙伴，卻群起對當前制度與氛圍同聲叫苦，主因歸納起來有三大面向，包括制度設計不良造成價值扭曲，民眾不珍惜資源讓醫病互信向下探底，而社會對時代變遷之下的認知共識差異缺乏充分對話的機會，都是不容忽視的議題。

　　醫療生態的存在是為醫病雙方製造共同努力的制度與平臺，因此制度若有不合理的地方應該要能廣納眾議而修正改善，病人對專業知識落差與醫病互動盲點應有提升的素養，而醫護在終身成長與自我提升也應該有反思的決心。在醫療困境中振衰起敝需要多方努力與相互鼓勵，如此才有良性循環與正向力量。反之，對不同立場的努力予以落井下石甚至污名化，只會導致惡性循環。

　　例如長照法、醫糾法或病人自主等法案,都有出發為善的用心。因此,或許有些配套制度尚未完全,或許有些認知共識尚未建立及或許有些細節疑慮尚未釐清,因此前者已立法但仍有許多細節待解決,中者未能得到共鳴而立法未成,後者仍在努力尋求對話以期能順利立法中。如果以正向態度肯定立意之善,則汰粕存菁必有成功之機會。

　　至於什麼是落井下石呢?以八仙塵爆的不幸事件為例,整體發展的方向似乎與社會的預期有落差。因為醫界檢討不確定事件的因素通常是以乳酪原理來檢視,意外之所以發生必然是在過程中有層層的疏失,因此當檢調檢討起來只有業者一人起訴,過程主管單位卻全無責任,這與醫療常識不符,難怪群情譁然。如此多人同時罹患重度燒燙傷,治療結果其死亡率之低能證明的不只是臺灣整體醫療水準之高,更是許多相關醫護不辭辛勞、鞠躬盡瘁甚至犧牲奉獻的成果。然而龐大的醫療費用仍稀釋了醫療總額點值,當初承諾的感恩犒賞還變成醫者貪財的污名化十字架。如果這不是落井下石,什麼才是落井下石?

　　臺灣的人口結構老化,需要治療的疾病種類與困難度都日益增加,健保財務吃緊是必然的現象。二代健保的補充保費增加了財源之後,理應趁機修正過去健保不合理的行政核刪與改善浮動點值的缺點,更理應正本清源地做合理的整體財務規劃,然而所見的行政發展卻捨本逐末,這豈不令有識者擔憂嘆息?

　　臺灣的醫療衰敗在於何處?弊端藏在哪裡?如何振興?如

何奮起？當重建社會可信賴的醫療制度與生態的關鍵時機來臨之時，特別需要大家放下個人立場與角色成見，為每一項可改革的細節做好溝通對話以尋求共識。衷心希望，無論任何議題，不要再有落井下石了，尤其對醫護同仁。因為倘若擔任醫療專業貢獻的醫護都待不下去，則期待醫療生態的振衰起敝不就變成是空談了？

2015/10/26

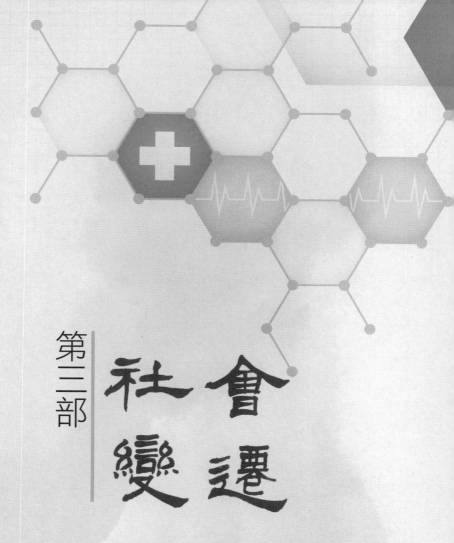

第三部　社會變遷

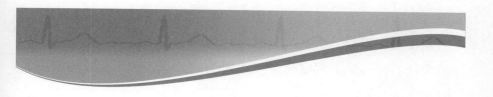

醫學理應兼顧科技與人文

　　堪稱為科技創新巨人的蘋果公司創辦人賈伯斯，不幸在與胰臟癌纏鬥7年後與世長辭，無論是企業伙伴或競爭對手，科技菁英或市井小民，沒有不同聲哀悼及悲嘆「哲人其萎」的。

　　當今影響日常生活最大的科技，就是雲端科技、平版電腦與智慧手機，雖然大師不再，但每個人都明白科技的時代不會走回頭路，而這些科技可以往應用於醫療的方向發展也成為被高度重視的議題。

　　應用上述科技於醫療通稱電子衛生保健（e-health），其潛在的應用領域包括電子健康記錄、遠程醫療、消費者健康訊息、健康知識管理、虛擬醫療團隊、移動醫療、醫學研究網路或醫療工作日程管理等。

　　也有若干努力想把「e」提升到「i」的境界，其中大的「I」強調的是個人健康管理，小的「i」強調是應有人工智慧的參與，然而也有一些反省的聲音出現，例如再多的科技也比不上醫師以溫暖的手握住病人所帶來的溫暖感覺。

　　臺南醫界耆老韓良誠醫師曾在成大醫學生的醫師宣誓典禮

上分享經驗，表示他喜歡握住病人的手，感覺並測量橈動脈的
頻率與強弱，當然這除了是以內科醫師的智慧與經驗探知推測
病人是否有心臟衰竭狀態，更重要的是讓病人感受醫者的關懷
與支持。

　　不過，這不是表示科技是不必要的。例如，血壓不穩或心
律不整的病人如果並不在看診或住院期間，或許可以藉由平板
電腦或智慧手機將家居生活中的生命徵兆送上雲端，則可以藉
著電腦設定閾值的警告裝置或健康管理顧問的判斷，來發掘早
期出現的危險病情，而如此的警示訊息或許就可以減少許多令
人傷心欲絕的不幸。

　　然而，科技或許可以減少交通的阻隔，卻無法提升專業診
斷的正確性與醫病溝通的順暢性。一個透過遠距醫療的下腹痛
諮商，無法讓另端的醫師感覺病人的腹部壓痛張力與感覺，而
得以確診是否為需緊急手術的急性闌尾炎。不過，如此的遠距
諮商總比完全沒有諮商好，畢竟對病情的高度懷疑可以促成緊
急救護的早期啟動。

　　總之，在雲端科技的時代，帶著平板電腦與智慧手機的醫
療工作人員一定會愈來愈多，但要善用科技的優勢之餘，莫忘
人文仍是最重要的醫病互動基礎，兩者兼而得之才是醫療的核
心價值。

2011/10/16

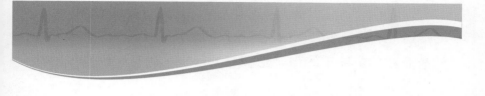

醫學也應講究賦權與當責

　　建國百年的臺灣醫學教育學會年會甫於成大醫學院成功舉辦，專題演講請了遠道從美國華盛頓大學來的貴賓Paul Ramsey，他身兼華大醫學院院長及所屬四家醫院的執行長，蠻有趣的題目是「從醫學生到退休的醫師臨床能力評估」。

　　醫師臨床能力到底包括哪些要素有許多說法，Ramsey教授定義了七項，包括知識與求知能力，心智行為技巧，溝通能力，尊敬別人的素養，誠實正直的人格，當責（accountability）及悲憫關懷的心性。

　　當下覺得最有共鳴有創意的臨床能力是當責，因為它有別於一般所認知的責任（responsibility），前者比後者有更多的正面意義，而不光是文字遊戲。

　　通常責任來自於任務期望與執行成果，是指當任務執行得不盡人意時，總要有人負起失敗責任。但其實負責有兩種型態，一種是反應型（reactive）的，是老式的，消極的，一不小心就會變成卸責或逃避責任的。而當責是主動的（proactive），是積極的，預防性的，是勇於承擔而絕不逃避的。

　　相對於要有當責的下屬，必須要有賦權（empowerment）的上司，賦權是激勵性地授權，目的是為了扶持共榮，是防微杜漸而非亡羊補牢的，是企圖心的展現，也是堅忍圖成的決心。

　　不過，講究賦權與當責的案例多在企業界，醫學上也應該引進或應用嗎？答案是肯定的，因為例如在病安問題上，劃分責任歸屬是授權，發生問題再做出根本原因分析是消極反應式的負責，但設計無責通報則是賦權，而利用失敗模式分析以避免悲劇再度發生則是積極主導性的當責。

　　雖然臺灣器捐與移植制度已有許多成功案例，若以臺大醫院愛滋器官誤植事件來看，暴露出仍然隱藏著潛在的缺點及漏洞。然而以平心靜氣來反思事件發生後，目前占據媒體最多版面的，仍是授權者與被授權者之間的消極責任切割與負責主體的反應式爭議，尚未看到由衛生署、醫院、器捐召集人及醫療團隊以激勵賦權的態度，輔以同舟共濟的團隊合作，從究責提升到補網，落實以當責精神建立足堪民眾信賴的預防機制。

　　參加浴血開刀之一位成大醫院外科醫師說「在病人面前，我們沒有理由說自己是受害者」的真心話是令人感動的，但社會能否把個人感動化為群體反思的力量呢？端視高官與百姓是否能夠順利超越討論「誰下臺負責？」的窠臼，而以賦權與當責的正向思考建立預防再發生的配套制度，才能讓複雜且多挑戰的醫療生態再向上提升。

2011/10/23

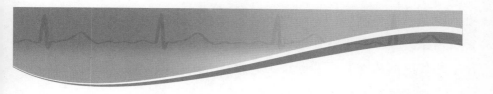

習醫之道

　　臺灣醫學教育評鑑委員會的賴其萬教授應成大醫學院醫學人文課程的邀請對醫學生演講：「成大的醫學生可以不一樣」，得到了滿堂的喝采，也引發若干回應。

　　賴教授的演講一向生動活潑且真情流露，引用的故事意涵令人感動，而回答提問的睿智令人佩服，這次也沒例外。

　　賴教授由認識成大醫學院的黃崑巖創院院長談起，描述他對成大歷史特色及人文精神的認識與感動，最後期許成大醫學生可以不隨流俗、獨立思考、有道德勇氣與恢弘格局，並以成為成大醫學院的一員為榮。

　　喜歡並鼓勵讀書的賴教授談到2003年美國醫學院協會發表的一篇文章，題為〈勁風下飄揚的旗子〉（"A Flag in the Wind"），會後檢視該文討論的是醫學專業素養的教育議題，複雜的文章有個簡單的結論：「大眾與個人對醫學專業的信任是醫療照護與治療的先決條件，而重建信任是我們每個人的責任。」

　　自我要求甚高的賴教授曾在大學時代寫過批評母校臺大的

作文，結果得到的不是教官的調查與懲處，而是錢思亮校長的召見，錢校長了解他批評的緣由後說：「不要以為得不到的東西就是最重要的。」原來，站在巨人的肩膀上可以看得更遠，或許這值得當今自詡為教育家的上位者引為借鏡。

典範也有良師，終身奉獻給臺灣並自認為是臺灣人的蘭大弼醫師是賴教授演講必舉的範例，其行誼當然是記載在歷史裡，而其格言：「知識分子的傲氣是醫師的最大弱點，因而醫師理應謙虛面對病人。」則發人深省且振聾發聵。

演講後有幾位同學發問並回應。一位低年級同學肯定成大醫學院安排貼身跟隨資深醫師學習的創舉，但也懷疑「還不知要學什麼？」及「提早知道醫界現實會害怕。」另一位低年級同學質疑：「醫學人文與人文素養的差別在那裡？在課堂上教得了嗎？」一位高年級同學則吐槽：「有若干老師口說一套，做的又是另外一套。」最後一位尖銳質問：「要求本土識別何必說臺語？臺灣不是多元文化族群嗎？」

限於篇幅，無法細述賴教授如何回覆，而說了也無法傳神，但總之，回答提問的睿智的確令人佩服，果然得到的是如雷的掌聲。

在醫學院裡教授醫學人文，通稱「習醫之道」（on doctoring），個人根據多年經驗領悟的淺見是，習醫之道在啟發人性（be human），掌握了核心價值，剩下的就只是細節了，不是嗎？

2011/12/25

重視共同成長

　　臺灣各層級社會的選舉經常炒得火熱，不只是因為理想信念的不同，更是資源分配的差異。因為曾國藩「風俗之厚薄繫乎一二人心之所嚮」的理念仍舊是個「人治重於法治」與「主觀強過客觀」的社會現狀，導致「上臺靠機會，下臺靠智慧」不只是順口溜。

　　天下雜誌對韓國前總理鄭雲燦的獨家專訪標題很吸引人：「我們要共同成長，不是資源集中」，這在眾所皆知是強調大企業托拉斯的韓國領導人口中說出，真不是件尋常的事。

　　韓國在2008年亞洲金融風暴後，注意到「大企業更大」而「小企業更小」的兩極化問題，大企業雖然在「透過競爭增加經濟成長」的戰爭中占有優勢，然而鄭雲燦認為若是任憑大財團支撐韓國五成以上的GDP及出口成長，而中小企業幾乎都只能仰望大企業的鼻息，則整個韓國的命運就危險了。

　　因此鄭雲燦建議，韓國「經濟投資導向」的成長策略必須調整成「創新導向」，而大中小企業必須「共同成長」，不宜「資源集中」，使競爭不再是存在一家企業與另一家之間，而

是在一個企業聯盟與另一個聯盟之間。如此建立在「伙伴利潤共享」的「共同成果模式」，才可能走得長久。

引用如此的概念於醫療生態，似乎問題也很類似，也值得進一步的思維。醫療體系的確也是種企業類型，但是如何去定義資源、利潤與成長卻與一般企業不同。

醫療體系理應是非營利事業，但財務管理不容忽視，卻也未必是全部價值。健保制度下建立給付制度授權並制約醫院，醫院以薪水及績效來委託並管理各醫療科部及醫師，之間有無「代理問題」？存不存在「資源集中」與「共同成長」的落差？值得深入探討研究。

很多人都知道臺灣的教育出了很大問題，例如填鴨教育缺乏思考、考試本位缺少人生定位及單一價值缺少多元包容等，所以只要有人登高一呼「教育應該不一樣」，似乎就可以引發許多迴響。

至於醫療生態是否應該不一樣？就在於社會與醫界是否共同認識到醫療生態也如同經濟社會般遭遇類似的兩極化問題？必須有創新思考呢？

可以思維的是，「一二人心決定風俗厚薄」的資源集中模式是否在醫界理應逐漸式微？「賦權與當責並重，成敗與榮辱共享」的共同成長模式是否也必須成為主流？若是，那應是時代之福吧！

2012/01/08

樂見醫療健康照護專業提升

　　優質的醫療生態，首重醫療與健康照護專業人員在知識、技術與專業素養的提升，而醫師、牙醫師、護理師、醫事檢驗師、藥師、物理治療師、職能治療師、語言治療或臨床心理師等，都是醫療團隊的一分子。臺灣過去的專業教育內容就非常嚴謹，近年來更不斷地提升水準。

　　以醫師為例，過去有兩階段的基礎與臨床知識國家考試，都是以知識判斷測驗為主，近來推動客觀結構性的臨床能力測驗（OSCE），對於醫療面談溝通與身體檢查技能與態度都可以進一步評估，對培植良醫定能有所助益。

　　而醫學生在七年畢業後申請進入專科住院醫師訓練之前，近來也增加了一年期一般醫學訓練（PGY），在未來實習醫學生（intern）的實習延到畢業以後，PGY將改為兩年。這象徵著醫師養成教育的年限將會延長，但若在專業提升符合社會期望的核心價值之下，醫界與社會都樂見其成。

　　大部分的健康照護學程都是大學專業設系，取得學士學位後即可以參加國家證照考試。為了在知識技能之外，對醫療生

態、醫病互動、待人處世、專業態度、人文素養也能有所提升，超過一年以上的在學臨床實習絕對是重頭戲，但大學短短四年就要確保優質健照專業人才的養成並不容易，若以考試院公布的101年第二次和102年第一次專技高等考試及格率（含應屆與重考）來看，護理師為41.48%與5.45%，物理治療師為17.41%與21.72%，職能治療師為48.80%與12.50%，醫事檢驗師為27.60%與10.56%。有如此高的比例在畢業一年後兩試不過，必須檢討兩個問題，大學四年的專業養成教育是否不足？他們畢業後卻考不上執照是誰之過？

相對醫師的通過率91.62%與75.81%，臨床心理師72.97%與59.32%是成績次佳的。何故？原來擔當心理健康照護重責大任的臨床心理師要求有研究所碩士學位，經過大學四年的心理一般教育後，還必須進入臨床心理專業認證的研究所訓練三年，除了加強專業知識技能、研究分析判斷能力，還需要一整年由認證過的臨床心理教師嚴謹指導臨床實習，難怪有令人刮目相看的教育成果。

驚聞若干立委正以市場需要機制為由，罔顧專業意見而要強行立法通過心理系大學四年即可養成臨床心理師，此與「社會樂見醫療與健康照護專業提升」的主流價值背道而馳，請務必幡然醒悟迷途知返，莫因推動惡法成為臺灣醫療生態退步及崩壞的罪人。

2013/07/22

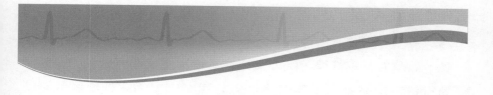

杜絕急診暴力

　　臺灣醫療大崩壞是否迫在眉睫？五大皆空如何解決危機？打算於今年7月1日擴大實施的健保支付新制DRG（Diagnosis Related Groups），為何近日引起眾多醫師與民眾的激烈反彈？一般民眾在意外危急時刻最需要的急診為何成了最可能的醫療暴力場合？許多看似獨立的危機其實有密切的關聯，但解決的方案卻必須以宏觀的政策與個別難題多管齊下，方才有救亡圖存的機會。

　　急診制度有許多隱憂，急診暴力是其中之一，國外已經有許多論文研究大聲疾呼，國內已有層出不窮的事件，但相關問題研究仍然有進步空間。有幸參與審核成大高階管理「醫院處理急診暴力事件因應措施之研究」碩士論文，這是奇美醫院陳義憲醫師在成大張有恆教授的指導下完成的分析，頗有值得政府與醫院參考借鏡之處。

　　該研究針對第一線急診醫師對於急診暴力事件看法之研究顯示，曾經耳聞或眼見過同仁在急診室內遭受言語暴力及肢體暴力，以及親身經歷過言語暴力者皆占九成以上，而實際親身

經歷肢體暴力之比例則為31.7%。暴力事件好發時段以小夜班為多數（65.2%），暴力事件原因則以酒後滋事占87.9%為最多。而政府基本法律、院方支持與事後反應及政府公權力強制執行這三項變數，可明顯降低急診醫師因暴力事件離職的意願。

該研究再透過專家問卷發放，佐以層級分析法（AHP），並以相對重要性及可行性兩個面向，藉此決定「降低急診暴力」之策略發展定位圖，以及策略之執行優先次序。結果發現「落實執行醫療法第24條及第106條修正案條文並評估其效益」、「醫院主動提供法律協助，並以院方立場進行法律訴訟」、「急診室內有24小時全職駐守的警衛或保全」、「有完整且定期演練的急診暴力應變計畫及個人訓練」、「急診室內各區架設24小時不間斷的監視攝影設備」、「依『急診室滋擾醫療機構秩序或妨礙醫療業務執行案件通報與處置標準流程』運作」等六項為目前的最佳策略。

其實衛生福利部早有因應，例如在2011年7月就要求全國設有急診室之醫院須建置急診室五項安全防暴措施，而努力多年後《醫療法》第24條及第106條部分條文修正案終於在2014年三讀通過，這樣的修正，是希望能及時阻止「急診暴力」事件及「五大皆空」惡化的速度。

看來，「徒善不足以為政」的第一關卡已經通過考驗，但第二關的「徒善不足以為政」才是真正落實的關鍵。每一個策略發展部只要定位，更需要排除萬難來執行。例如如果急診暴

力事件原因有九成是酒後滋事，用來減少酒駕的消極防堵方法與預防過度飲酒的積極文化改造，是否也會有用呢？期許在改善醫療生態上，政策、法制與人性並重，盡快解決問題。

2014/07/07

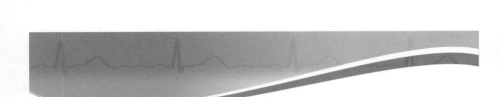

醫療不能以專科切割

　　強調全人醫療，或以病人為導向的照護，是目前醫學教育與醫療生態的主流議題。然而，光是重視與強調是不夠的，能深植人心並落實每個醫療過程的細節才算成功。

　　討論全人醫療之前，先談別的專業的全人思維。有位國際級事業有成卻選擇急流勇退的企業家朋友，在臉書分享他的感嘆。他就職時申辦的信用卡公司一直沒有寄來新卡，他寫電郵去查詢，結果等到了一通國際客服電話。一開始通話時他原本很欣慰，沒想到愈談愈火冒三丈，因為客服把能服務的項目切割到讓他認為是完全忽略人性需求。

　　狀況是，他離職後申請了更改住址，填過書面表格，但不知是那個環節出問題，信用卡公司並未在資訊系統更新他的新聯絡資料。他希望該客服幫他更新資料，客服說非他權限。他希望客服幫忙申辦新卡，並寄到新址，客服再說非他權限。他希望客服將新卡放在總公司，因為他正好要去拜訪該國，可以親自去拿，客服仍說非他權限。當然該客服可能真的沒權限，可是信用卡公司為何要派一位無法解決問題的客服來作這個工

作呢？如此切割權限並拒人千里，客服不是成事不足敗事有餘嗎？

　　醫療可與服務業相提並論嗎？醫病雙方的認知不同不就是關鍵嗎？醫療專業可以不是服務業嗎？病人雖然從內心裡帶著對醫護的崇拜與尊敬，但醫療過程若有想像之外的不順利時，依人性需求而言，病人與家屬在最軟弱時所需服務的急切心情，不也跟申請補發信用卡、車子拋錨請求道路救援或皮包被偷時警察就只准你報自己遺失的心境相似嗎？

　　醫師不可以專業切割醫療，報載一位泌尿科醫師主張說胸部X光的不正常發現並非他的責任，結果被後來發現是肺癌的病人提告，法官判決是「泌尿道問題是泌尿科醫師的主要責任，照顧其他器官的健康是從屬責任」，切割責任時真是把醫者的「良知、尊嚴、榮譽」都忘記了。當然病人也不可以專科來切割醫療，報載一位泌尿科病人隱藏了自己曾在別的醫院因子宮頸癌接受放射線治療的過去病史，結果在理應很安全的膀胱鏡檢查中膀胱卻脆弱地破掉了。病人還理直氣壯地認為是醫療過失，問病人為何不告知病史，她竟說婦產科問題不關泌尿科的事，難怪醫病關係愈來愈緊張。可見，要提升全人醫療，需要努力的絕對不只是醫護端，也在病人社會端。

　　所以有位骨科病人開刀，手術順利，但病人血壓卻控制不住，還發生尿道感染、高燒不退、時而昏迷甚至中風。當然骨科醫師不切割醫療，找來各科專家會診後終於控制病情，病人與家屬也明白醫師的用心，了解醫療是團隊照顧，正向思考這

些意外情境發生在醫院總比在家裡幸運，最後才能是醫病攜手合作，圓滿收場。心得是，醫病皆認知醫療不切割專業，就是全人醫療的基本條件。

2014/12/08

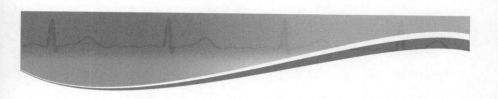

醫界對工時的跨世紀對話

　　臺灣醫療生態崩壞的遠近原因很多，造成的各種現象五花八門，而不同立場的人也見解不同，其中對醫師的超長工時，跨世紀的醫界同仁有了需要對話的不同認知。

　　首先是醫界的大前輩（不稱醫界大老是因為這名詞已漸有污名化的暗諷）謝炎堯教授曾於2011年5月12日在〈醫師工作時數的計較〉一文中，主張「工作時數不是決定工作負荷的重要因子」、「對主治醫師而言，任何文明國家都沒有規定工作時數，而是主治醫師依據醫學倫理，包辦照顧病人的任務」及「限制住院醫師工作時數，尤其是外科系住院醫師，會發生訓練手術和進行手術中斷的不良後果。」還說：「如果完全遵守，又能聘請到全額住院醫師時，人事費用會增加約為14至18億美元，必然反應到醫療費用。」

　　謝教授也曾在103年1月27日〈柯文哲讓我歉疚的一句話〉一文中，為了柯文哲副教授（引用該文稱謂）告訴記者「長年看見臺大醫院的傲慢，外縣市病人大老遠來，凌晨4點擠著排隊掛號，臺大人覺得很爽，但這樣對嗎？」在一番論證後，建議

柯副教授要爭取擔任衛生福利部部長，而非競選臺北市長。

　　謝教授的主張似乎得不到新世紀醫師的認同。有反核醫師之稱的楊斯棓醫師在「謝炎堯醫師的工作時數」一文中提出「一時激動且不吐不快」的反對意見，認為謝教授日以繼夜工作至今74歲仍健康硬朗是「醫證醫學中證據力最低的level 5」，謝醫師當年在第一線醫療時「醫病關係沒有如今這麼惡劣」，而且「謝醫師看得到的只是見報的年輕醫師往生或半殘，其實還有很多沒見報，因為有的家屬不願曝光」。所以建議「謝醫師位高權重，已不需為生計打拼，可否花一年時間走訪全臺醫院做個田野調查，再下定論不遲。」而其他年輕醫師見解類似的文章亦見於臉書的〈謝炎堯教授，你錯了！〉、自由廣場的〈回謝炎堯院長的一封信〉與部落格文章的〈謝炎堯教授可以親自到急診示範嗎？〉

　　筆者進醫學院達四十年，謝教授是當年的教授級內科老師，當年我們的工時的確比現在還高（個人評估外科骨科合併五年受訓期每週約120小時），雖然感謝當年有這一段紮實的醫學技能訓練，但捫心自問，其實也很慶幸自己的身體與家庭能夠僥倖存活下來，也認為當年的醫學倫理、醫病互動與師生關係，若以當今的醫療生態來檢驗，也有許多不合時宜而值得反思改進的地方。

　　對於當今的醫療生態惡化，許多醫師親眼見逐漸崩壞卻無能為力。當今第一線的年輕醫師爭的是馬斯洛人性需求初階的生存與安全層次，而當年謝教授呼籲的是高階的尊重與自我實

現層次。世界真的改變了，這場對合理工時的跨世紀對話如果
缺乏前輩的同理感受，恐怕是沒有共識且永無解套之日的呀。

2015/05/18

必也正名乎

　　八仙樂園粉塵爆炸事件震驚全臺，許多重要的相關議題皆被充分討論，例如急難發生時的緊急後送指揮系統、南北醫療資源的差異、長期的急重症醫療人力與病床不足難以消化同時湧入的病人、大量燒燙傷患對其他重症的排擠效應與國家資源如何做到公正公平的分配等。相對之下，建議把屍皮正名為捐贈皮的確是小事一樁。

　　燒燙傷會經歷體液滲出期、急性感染期、創面修復期與康復期，但於傷口清創、皮膚移植後及依賴自己長出真皮前，仍須要利用特別覆蓋物來保護傷口並避免感染。而能達到此目的之三種覆蓋敷料因此成為最珍貴的醫材，除了人工合成皮膚（簡稱人工皮）與生物來源替代品（如豬皮）外，最優的則是由他人捐贈並經過皮膚組織庫以兩種標準程序處理的皮膚，目前媒體直接以「屍皮」來稱呼，衛服部則主張稱為「大體皮膚」，但根據臨床心理學家反應在與病人接觸的經驗發現，許多病人對用屍或大體來形容皮膚仍有心理陰影，因而建議社會或媒體報導時改稱其為「捐贈皮」。

「屍皮」一詞是Cadaveric skin的直譯，並非不正確，但對捐贈者不敬，忽略了皮膚組織庫的嚴謹處理與科學流程，對接受移植者而言也造成很大的心理壓力。當然「大體皮膚」是忠於直譯「屍皮」的較佳稱呼，但大家都知道大體只是屍體的美稱，為了表示更高敬意，許多醫院的解剖課都已經把「大體老師」改稱「大愛老師」或「無語良師」，因為正名是發自內心的感恩。

此外，這些皮膚的來源有些是活人的部分身體捐贈，如受傷截肢時，所以不是由屍體取下。許多皮膚捐贈是與如心、肺、肝與腎等器官捐贈在腦死時同時捐贈，但是沒有人稱後者為「屍心、屍肺、屍肝與屍腎」。與皮膚相同必須經過組織庫處理與保存的器官有骨頭，醫學上稱為同種異體移植骨頭（allograft），或稱骨頭組織庫的捐贈骨，也絕對沒有人會稱為「屍骨」。

有若干社會人士建議可稱為稱為「自然皮」來與「人工皮」對照，也有人建議在敬重捐贈者大愛的前提下乾脆稱為「大愛皮」或「愛心皮」，或許也可參考組織庫的專業定位稱為「組織庫皮」，然而作為激情過後回歸專業的整體考慮，建議以整形外科專家已經採用而且比較中性的「捐贈皮」稱呼或許最為恰當。

在許多相關大議題未解決之前為何主張正名？或許是因為許多成功的小事累積起來就是大事，也或許是因為只要站在符合人性的正向面，其他的政策就不會被誤解與質疑。莎士比亞

說：「無論所稱何名？玫瑰依然芬芳。」如果醫學名詞用得正確，的確可以減少病人的身心煎熬，這是為何醫界要以「癲癇」取代「羊癲瘋」、以「失智」取代「老年癡呆」並以「思覺失調」取代「精神分裂」的主因，目的都在減少不當誤解。

　　雖是小事，仍須正名，建議媒體報導與社會就從此刻起一律改稱為捐贈皮。

2015/07/13

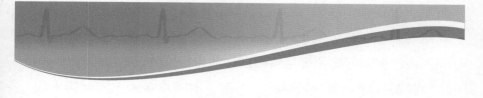

災難考驗人性

　　八仙樂園粉塵爆炸意外，因現場空間地狹人稠，加上爆炸後第一時間處置錯誤才導致災損擴大。尤其現場沒有警消救急設備，數百傷患只能在全區內逃竄自救，才會被形容與恐怖攻擊相似，並被政府定調為國家級災難。

　　媒體與學界對這個災難的產生原因已經有許多探討，對主辦單位缺少常識與沒有警覺、現場疏散不易、緊急應變中心運作困難、後送醫院的病人分派窘迫、大面積燒燙傷的醫療艱困、醫護人力明顯不足、長期照護難題與政府處理策略都有許多的分析與建言，而本文所著重的只是討論災難對人性的考驗。

　　在災難發生的當天晚上，受害者原本沉醉在彩色的歡樂派對裡，而社會都在假日休息，當意外災害消息傳來，許多醫護被緊急調回醫院，甚至親臨如煉獄的現場參與急救。當各大醫院的急診、加護病房、燒燙傷中心忙不過來之際，有更多在職醫護則主動放棄休假趕回幫忙處置、換藥與醫療。離職的醫護自動返回原職醫學中心協助，也有其他科別的同仁下了班也來

幫忙，以便參與醫療、打氣或補給物資。這顯現臺灣醫護從未在制度崩壞下忘記濟世救人初衷，所以義不容辭、奮不顧身、先人後己與鞠躬盡瘁都是醫療同仁無庸置疑的反射動作。

　　整個災難受傷有五百餘人，病危達兩百多人，因此病人與家人焦急惶恐的驚嚇反應是可以預期的，但倉皇驚駭之際，許多情境仍然反映出臺灣最美麗的就是高貴的人性。社會人士為病人打氣，病人本身也為其他病人打氣，而最令人感動的是23歲的蘇家陞同學與家長，身為臺北醫大牙醫學系的準牙醫師，當他的病情嚴重到無法並挽回被宣告腦死時，家屬決定放手並捐贈器官，以完成蘇同學當初立志行醫奉獻的生命大愛。此真是令人鼻酸，但也感動佩服。

　　重大燒燙傷的醫療照顧需要許多醫療物資與人力，遠遠超過醫療基本安全儲存量，此時臺灣社會各界的踴躍捐輸不在話下，還有許多國家表現出高度關懷與協助的善意，例如日本為了感激臺灣的311海嘯的義助，除了捐贈醫療物資，也派出多位燒燙專家來臺作經驗分享。

　　可見受考驗的人性，絕大部分都是呈現光輝與美麗的，這是臺灣最能引以為傲之處。然而，愛心與人性，仍需要善意回應、養分培育與系統支持，才能可長可久。因為這次的災難也暴露了多處的制度與政策缺失，值得行政主管確實檢討並亡羊補牢，痛定思痛地針對問題一一改善，以免災難還會不斷發生。

　　災難考驗下的人性證明無私的愛是社會療傷的最大動力，

縱使呈現的事件仍有本質不完美之處，但這就是將意外災難化為改革轉機的關鍵時刻。對災難本身，不是不需要究責，不是沒必要改革，但一切努力就從人性關懷出發吧。

2015/07/20

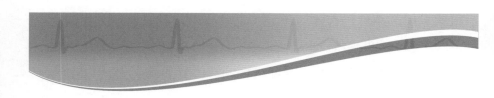

醫療諮商的智慧經濟價值

　　臺灣的門診因為制度設計與空間人力資源的限制，大部分病人都會覺得候診時間太長，但實際看診時間與說明病情時間太短，加上等候掛號時間長與等候領藥檢查時間長，合稱醫療的三長兩短。

　　最近報載有位病人因為看病後沒開藥，竟然追打護理師。這種誇張情境應是極端少數，但常見病人也會質疑既然沒開藥，可否退號不繳錢？還有更多的病人會在看完自己的病情後，要求「順便問一下」家人的病情。

　　有位醫師分享了一張德國的醫療帳單，其中有一筆費用是「耗時的諮詢」引來網友的熱烈討論，但正反立場十分兩極，包括「在臺灣應該會被核刪吧！」「德國也是DRG，所以搞出自費項目來賺錢」，以及質疑「我家看診5分鐘，為何別人可看診10分鐘？」因此值得深思討論一下。

　　首先，在臺灣的門診健保給付是有包括醫師診療費的，但是給付並不區分醫師的能力等級，所以對教授及新手醫師的給付都是同工同酬。也不依病情分複雜等級，所以內科與皮膚科

給付相同，鑒別複雜腫瘤的初診與退化關節炎拿慢性藥的複診的給付也相同。如此在從小不能輸在起跑點的臺灣人心理就產生了差別心，對看診心態產生影響，對行醫心情又何嘗不是？

有位澳洲的朋友分享澳洲看病經驗，醫師的看診諮詢費大約一千臺幣卻有一定的時間限制，他說「超過了也可依時間內容增加收費，病人也會理性地尊重接受專業，因為如此對於病人跟醫師都有平等相對的尊重，也保障醫療品質。」但如此的專業智慧經濟理念，在習慣廉價醫療的臺灣可以被接受嗎？

臺灣有許多醫院對專業智慧經濟理念採用的是貴賓制的特殊門診，病人特約門診可以得到貴賓級（VIP）的禮遇，包括保證看診時間的長短、專人陪伴或協助診療等。然而曾被社會批評的是，這是變相的指定醫師費嗎？！因其診療檢查也都是使用健保資源，會有貴賓享受優先排檢治療而違反公平正義原則的疑慮嗎？目前的健保制度支持這種特殊門診嗎？一般民眾的觀感又如何呢？

或許，對於醫療諮詢分等級收費，應該是落實智慧經濟的一部分，也是提升社會尊重專業的關鍵作法。例如一些發生率很低的特殊疾病，看了10次普通門診可能都得不到確實診斷，但看了一次專家門診就可能得到真正答案。臺灣的問題是，看專家太容易，也太便宜，因此所謂的資深專家門診都被擠爆，就如同急診被擠爆一樣，都是看診價格區分不了專業價值，造成核心價值混亂，過程心浮氣躁，要求成果完美，甚至責難專業，讓整體醫療生態雪上加霜。

　　因此，建議臺灣的健保制度若要重視智慧經濟與專業效益，就必須依醫師的專業能力、病情輕重與諮詢內容訂出合理的差異化診療價格，因為價錢雖非人生選擇的絕對重要因素，卻可以引導價值判斷與改變就醫習慣。簡言之，改革醫療亂象必須從重視專業醫療諮詢價值做起，以差異化收費來改變目前臺灣逛醫院考醫師（Doctor shopping）的就醫習慣，此雖非萬靈丹，卻可能是解藥之一。期許的是，醫師濟世救人可以回歸初衷，不必依賴醫院經營的藍海策略。

2015/07/27

第四部

病
醫　互　動

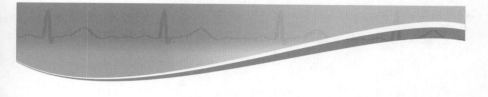

醫學的軟硬測量人性的深淺

中文版的《科學人雜誌》（*Scientific American*）與其英文版相同，都有重視啟發科學之人文思維的理念，除了目前已有的許多專欄外，在2007年3月起推起一個新的「醫眼窺人間」（Medical view of world）專欄就是一個明證。

《科學人雜誌》找了黃崑巖教授當總召集人，黃教授則找了6位主筆當班底，3月份推出了開宗明義的第一篇文章「醫學不只是科學而已」，榮幸地黃教授找了我一起執筆，刊出後在4月份賴其萬教授立刻寫了〈醫學是軟硬兼施的科學〉作為回應。

賴文中科學的「硬」是嚴謹的意思，強調實證，可以用數學（包括統計）方式表達或以實驗方法重複證實。而其「軟」則是指不夠嚴謹、不是數學與不能實驗的部分，例如社會科學就是其中的一類。

賴文的意涵是，醫師採用的醫學固然必須夠「硬」，而以客觀的「徵候」（sign）為著眼點，但病人的感受卻是「軟」的，是以主觀的症狀（symptoms）為出發點的，如果醫療的過

程醫師無法在自己執著深信的「硬」中去體會病人感受深刻的「軟」，便會出現醫學太硬而令病人消化不良的副作用。

而賴教授也特別指出，現代從事科學領域的學者大多接受硬科學才是主流價值，是以為物理、化學、科技凌駕於「人際關係」、「溝通」與「社會學」等軟科學的。本來以為臺灣醫界在這十多年強調「醫學人文」的努力下，大多數醫師已能夠把「軟硬兼施」當作是主流價值了，沒想到將文章傳給親朋好友分享後，第一篇回應的電子郵件居然是個「硬」調子。

這位北部大醫院的醫師在分享的電子郵件發出40分鐘之內便回了信，他先很客氣地稱讚這是篇好文章，但馬上表明他認為賴教授很可惜地對科學有了錯誤的認知。他認為科學是唯一的，不應有軟硬之分，而且完全講求實證與邏輯。但卻又並不是認為「軟」調子不重要，他只是認為即使是社會科學、病人的抱怨、對其的關懷與慈悲都仍然是可以測量、計算與分析的，所以也是「硬」的。

其實這個論調並非像石頭一樣硬，硬到認為醫師只需要謹守「硬」科學的底線而已。而是認為「硬」科學還是「硬」得起來，因此仍須用單一科學的「硬」方法來解釋人性認知的「軟」感覺。

其實沒有人會認為社會科學不需要科學方法的論述、測量、統計、邏輯或分析，但承認「軟」「硬」的差別其實是現代多元價值的具體呈現。比如說，為了「硬」起來成為世界百大名校，學術界普遍採用科學引文索引（SCI）來量化學術表

現，這在社會科學研究者眼中就不是滋味，因為社會科學引文索引（SSCI）才是他們的主流價值。而且認知或許可以經過量化來比較，但病人因為疾病導致對無法撫養家庭與提供兒女上大學的痛苦又如何去量化分析？就算分析了，又有意義嗎？某甲愛老婆有沒有比某乙愛老婆愛得多，需要統計分析嗎？

　　科學之所以要「硬」，是因為「硬」科學可以提供「異中求同」的數據基礎，但仍須必須要「軟」，如此才可以重視「同中求異」哪些無須比較分析的主觀感受。因此，由醫學的軟硬認知，確可測出人性的心靈深淺。

　　賴文的結論是「醫學不能夠只有科學，而是要以科學的基礎與人性的藝術看病，因而醫學必然是軟硬兼施的科學」。醫學如能硬軟得中，或許就正如同賴文引用已故名醫蔡深河醫師的行醫境界：「以智慧與互相了解為基礎，哲學是骨架，科學是肌肉，慈善灌注其中，藝術使之美化」了。美哉斯言，因為軟硬兼施。

2007/04/22

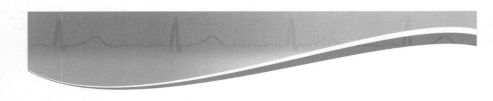

醫學典範

　　大專院校兩階段入學方案的放榜名單即將大勢底定，沒有意外的，各科系的窄門之最仍是醫學系，佔據媒體最多版面的是金榜題名的醫學系新生，最令高中學校與家長驕傲的也是他們。

　　這與愈來愈多的醫者因不同事件上媒體社會版面有很大的落差，包括醫療官司被法院判決敗訴，醫療糾紛引發社會關切，在申報健保給付上有道德或法律的瑕疵，或者在醫學倫理上超越灰色地帶而受到精神或實質的指責。這個落差，導致大眾有「何昔之芳草，而如今之蕭艾」之嘆，但如今的醫學生、家長與學校可有如上的危機意識？

　　為何今日受到欽羨的頂尖學生，以光環及祝福進入醫學這個需要犧牲奉獻的志業，竟然有被媒體嘲笑成「畢業成了醫師，從此結束了一生」的機會與現象呢？有人認為是因為臺灣各層教育太重知識而忽略想像思維、人格成長與核心價值，因此容易迷失。在這個神聖的醫學志業中迷失，分析起來有許多潛在因素，但為何會失去價值認同與榮譽意識？其中一項關鍵

可以歸因於心目中缺少醫學典範。

　　過去曾有雜誌作臺灣醫學生的典範調查，得到一個簡化的結論就是「不是古人就是外國人」。並不是這些古人或外國人不足以為典範，因為的確他們都是終身奉獻而且值得尊敬的人，但如果臺灣學生的心目中說得出的典範沒有一個活生生在眼前而其行為舉止可以成為學生典範的臺灣醫界前輩，真不知是臺灣醫界前輩要檢討？還是後輩眼高手低、自命不凡而目中無人？

　　如果現實世界的前輩要成為後輩的典範，後輩的思維選擇的邏輯是什麼？相信會是一個很有趣的問題。試想像如下：

　　典範認同會在乎從屬的職位高低嗎？有個教學醫院即將邀請筆者去演講，筆者對受訓的PGY年輕醫師將會問說該院院長與四位副院長是否在他們的醫學典範名單之內，相信其答案與原因都令人好奇。但上述假設的答案不見得是否定的，因為經驗中在醫學教育評鑑時有一個醫學生只因不滿意其院長，就不把其他老師放在典範考慮之內，表示似乎仍有年輕醫師把職位高低及其關愛眼神列在典範考慮優先次序。

　　醫學典範可以沒沒無名嗎？這涉及年輕醫師是否有獨特的視察能力與欣賞眼光，或者只是隨波逐流地崇拜名氣較大的成功醫師。並不見得成功與名氣就是不應作為典範的考量，然而名醫與良醫的分別才是重要的思維槓桿。

　　醫學典範必須以理想立言嗎？是必須藉著書立說才足以顯得人格高尚？或者平凡地默默耕耘也可得到肯定與青睞？在此

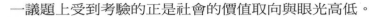

一議題上受到考驗的正是社會的價值取向與眼光高低。

　　難道年輕醫師沒有醫學典範不行嗎？有了醫學典範又能如何？醫學人生在努力學習與成長的過程中是很艱辛的，在為理想孤寂與向現實低頭的掙扎中是很痛苦的，有了醫學典範的言行舉止作參考，有他們的行動範例作明燈，有時候在低潮、沮喪、困頓及迷失的關卡時，或許就比較能夠找到方向，或再咬牙以求突破。

　　最近有雜誌研究發現泛稱「臺灣之光」的旅美投手王建民是大學畢業生最崇拜的成功人士，醫療服務業則非最嚮往職業的前十名，其實醫界對此應該不必有任何聯想。但如果剛剛入門的醫學生與準備入行的年輕醫師們，心中沒有個人獨特認同的醫學典範，而只有缺乏思維的流俗答案時，醫界勢必開始提升危機意識才行。

2007/07/15

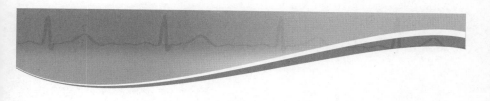

醫療的測不準原理

　　臺灣在5月11日首度傳出疑似H1N1新流感的病患,當時衛生署表示寧可緊張過度白忙一場,也要「料敵從嚴」,免得疫情不可收拾,幸好當時是虛驚一場。然而後來疫情逐漸發展,累計至10月4日已有320例住院病例,其中21例不幸死亡。

　　臺灣在88輕忽了莫拉克颱風的威力,慘遭「八八水災」重創,更造成內閣改組。因此遇到了10月秋颱芭瑪(Parma),新閣宣示「料敵從寬」,不存僥倖之心,做好最佳的準備。

　　到底料敵應該「從嚴」?還是「從寬」?兩句完全相反的用語,意思卻完全一樣,因此引發網友興趣,利用吳起兵法考據,說敵情有八大狀況時不必遲疑,攻擊就對了。若有另六種情況,則「凡此不如敵人,避之勿疑。」也就是「見可而進,知難而退」,因此料敵不是從嚴,也不是從寬而是從精、從準。

　　「H1N1病毒」為身體的疾病,「颱風與水災」為大自然的力量形成對人類的反撲,共同的特性是都有跡可尋,但不確定因素太多,其變數比「海森堡測不準原理(Heisenberg's Uncertainty Principle)」更複雜,而後者是指在量子力學系統

中粒子的位置和動量不可被同時確定,其所導引出來的「人類知識的不確定性」,曾讓一代物理大師愛因斯坦在晚年十分不安。

2003年的SARS疫情起伏發展,曾經如烽火燎原,卻瞬間消失無影無蹤。莫拉克颱風的重創爆發力與芭瑪颱風的詭異行徑也使專家眼鏡碎滿地。因此最同情氣象局的應該是防疫專家,因為面臨的都是相似的複雜情境。

而疾病的種類不是只有由病原產生的集體疫情,當惡性腫瘤、自體免疫性疾病、代謝症候群與創傷骨折等疾患發生在單一病人時,由科學基礎與證據論述而發表的書籍與論文不可勝數,但每位病人的表現就是不同。

有的治療方法被報導有高度成功率,但對少數病人卻沒有效果。有的手術過程順利成功,但術後卻仍產生不預期的併發症。

如果疾病的診斷與治療,在有力求精準的科學作為後盾之下,目前仍有「測不準」的現象,也就是仍有許多不確定因素,到底是應該放棄科學遠離醫師?還是應該以更多的假設經過「還原法」分析來消除不確定因素,並與醫師密切溝通來掌握即時病情演變呢?或許答案也十分地清楚。

當然,氣象專家、防疫專家與醫師都應該在大自然現象、疫情與疾病演變之前謙虛,並以最大的努力去計畫因應之道。醫療過程測不準並不代表束手無策,專家宜繼續鑽研努力,而社會應該體諒支持。

2009/10/18

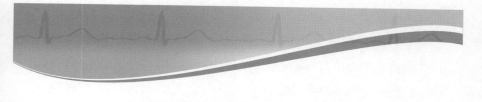

諮商不能取代看診

　　一些朋友經常把口頭諮商請教用來取代正式的看診，如果這種困惑不存在每位當事人，至少也困擾了部分實事求是的醫師。

　　在一個行政會議結束後，幾位與會同仁留下來探討某一未決議題。談著談著，同仁轉而口頭諮商，基於朋友情誼故欣然接受。「林醫師，可以順便問個問題嗎？」「沒問題。」「我十歲兒子最近常在晚上喊酸痛，怎麼回事？」這在兒童算是個很常被父母關心的「考古題」。

　　「原因很多，但如果父母觀察一段時間而有疑慮，應就診排除有體質上或生理上問題，例如用影像或抽血檢查去排除某些疾病」。「哦！然後呢？」「有9歲以上兒童晚上偶發的疼痛，其實是白天運動過度或輕微受傷。」「可是他最近很少運動。」「那也可能是姿勢不良……。」這是推測性說明。

　　「林醫師你說對了，我就覺得一定是坐姿太差，所以我都幫他按摩一下，並且告訴他是生長痛。」「……（無言）」。原來是有預設立場，套出來想聽的話，就把其他的可能性都拋

諸腦後。但萬一不是呢？

　　不禁聯想到最近電視上因為有位名人拿著體檢報告幫忙提供推斷健康狀況的評論，受到醫界的普遍認為不妥，而社會卻不以為然，認為醫界小題大作，但事實上這議題卻不能等閒視之。

　　有一位朋友為外地朋友的小孩作口頭諮詢，問膝蓋腫痛達半年之久的可能性為何？這真是大哉問，朋友進一步提供的背景資料是「運動中與同學相撞所造成，看醫師照過X光是正常的，沒有骨折脫臼，有人說是生長痛。」

　　再怎麼湊都無法解釋，特請該童來正式看診，根據視觸診經驗就知不妙，照X光則呈現連醫學新兵都看得懂的獨特骨癌病變。後來調出其他診所六個月前的X光，仔細一點其實就看得出初期的癌症特徵。幸好要求家屬不辭一百五十公里距離的勞苦把口頭諮商轉變成正式看診，否則病情會拖得更久。

　　但或許是社會價值觀覺得把時間花在看病太不值得了，或看診程序太麻煩了，導致在每天遭遇三、五個口頭諮商並不是偶發現象。但若沒有經過看診的標準程序，則每項推理思維都缺乏實際病人的表現作為佐證，想要從口頭諮商得到正確診斷的機率，幾乎像是遮眼去射百尺外頭上的蘋果。

　　醫師當然願意幫助朋友，但朋友應該知道口頭諮商對醫師的為難處，談完之後還是正式掛號看診來確認吧。

2011/07/17

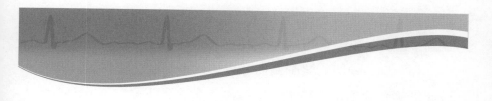

衛教無價

　　所謂的醫療行為，概分為診斷與治療兩大領域，前者從病人的主訴引導檢查以確立有實證根據的疾病，後者則是由醫師協助病人在疾病的自然病史及數種治療方式中擇優落實。

　　如果決定治療能否成功的因素不只是依賴藥物或處置，而是掌握在病人對疾病的認知與生活形態的調整，則以疾病為基礎的知識教育（俗稱衛教）就很重要。

　　舉例來講，如果一位中年婦女因三個月的下背痛而求診，經過檢查推斷病人有腰椎退化關節炎導致柔軟度變差及穩定度不足，而長期的家務工作進一步引發已經退化的背部肌肉產生疲勞僵硬，且後者才是對為期三個月的背痛最合理的解釋，則後續治療建議應如何呢？

　　或許，甲醫師會建議吃藥，乙醫師建議吃營養食品，丙醫師覺得應該靠復健，丁醫師覺得應該靠背架，或許還有一位戊醫師以危機意識提醒開刀的可能性，則病人該聽誰的呢？

　　或許一位病人只會看一位醫師，聽取一個建議，就順利控制病情，但也可能沒改善。後者開始尋找不同意見，因此會個

別遇到前述五位醫師或得到五位醫師的綜合意見，但醫師的意見同中有異，異中有同，此將如何是好？

都有專科執照的醫師為何意見如此不同？或這些意見真的彼此牴觸而互不相容嗎？如果包含了上述五種意見，是否必然就是正解呢？

上述的差異可能出自診斷判定的實證依據與不同比重。例如，甲認為正在發炎的肌肉必須靠藥物才能控制，乙認為退化無藥可醫所以只能靠保健食品，丙認為可以減緩肌肉疲勞僵硬的復健才是正解，丁認為利用背架來預防脊椎肌肉過勞才算根本，戊則認為在未來嚴重到壓迫神經時才謀手術太過消極，因此思維積極了一點。

然而，退化是條不歸路，保護脊椎不光可以靠背架，日常生活正確的姿勢或適度恰當的活動也有助於達成「成功的老化」。藥物、營養食品、復健、背架與手術的意義及優缺點在那裡？醫師應該要明辨、慎思，並且教導病人。

因此，衛教是在價值重要到無法以價錢來衡量，值得醫師與病人來重視。但是「循善立法，人依法行」，目前的衛生政策與健保制度支持衛教這一個重要的醫療版圖嗎？醫者的經驗智慧是否也是無價？或許值得社會深思醫療生態的改革方向。

2011/08/07

醫病糾紛不是宿命

近日曾應邀到友院去演講「醫病溝通」，不清楚聽眾出席的理由是為了教育學分的現實？還是自我提升的理想？很高興演講過程中講者聽眾有了心靈的溝通，因而互動不斷，賓主盡歡。

演講結束快離開時，一位過程中沒表示意見的外科系醫師把一切熱情打回現實，他建議最好不要向病人與家屬說太多，否則會把病人都嚇跑。這論點正好與該演講的核心價值背道而馳，也表示聽者即使得到啟發及知識，但要化成智慧與行動仍是條漫長的路。

許多醫者對被問到「快樂是否是醫學生涯追求的重要目標之一？」時，回答表示困惑或從未思考者佔大部分，不像給予肯定答案是先進國家醫者的首要目標。回答「是否對自己的學生生涯有維持快樂的信心與能力？」時，否定的答案不少，而回答「醫病糾紛是否剝奪醫學生涯的快樂？」則得到多數的認同。

醫病糾紛的增加是全球的趨勢，主因是社會結構改變，國

民教育水準提高，人權觀念受到重視，消費者權利意識抬頭，因此民眾對醫療品質的重視與期待也愈來愈高。

其實，從文明社會的角度來看，上述的發展是正確而且值得鼓勵的，只不過當社會改變的速度比醫師適應社會改變的速度快時，醫療糾紛的發生機率也就提高了。

再申論，醫者修正速度最快的議題是專業跟上醫學資訊翻新與實務跟上給付制度影響，但許多知識未經消化則未必可以成為智慧，而後者的設計不良則容易打擊士氣與志氣。醫者居於不對等醫療資訊的優勢地位，但正面表列的醫療資訊之下仍有許多超越醫者能力以外的病情變化，病人與家屬居於資訊劣勢，但仍然難以接受病情變化理應存在的不確定因素。

有人分析醫療糾紛的最大原因，不是醫療過程是否真有疏失，而是在溝通不良造成情緒失控及敵對立場，從醫者角度該檢討是否因過度自信而缺乏尊重？而從病人與家屬角度而言，對資訊的理解力與待人處世素養則是關鍵因素。

因而斷言，醫病糾紛不是宿命，而是醫者認知與努力不夠，所以要努力解釋清楚病情，還是要解釋明白潛在危險。若醫者能把從態度上認知溝通的重要性當起點，繼而提升精研溝通知識與技巧，並內化成行動與素養，或許一切就將有所不同。

2011/10/02

醫病關係的信任危機

　　有人把信任定義為是人與人之間的簡化合作關係，所以醫病關係的信任，是源自於雙方要共同解決疾病帶給病人的苦難，但因資訊不對等，病人就要把這種合作關係簡化成信任。

　　所以當信任產生危機時，良好的醫病關係就有可能崩解。但醫病關係的信任危機從何而來呢？與醫療生態的逐漸崩解的邏輯關係如何呢？或許是互為因果。

　　醫療生態中，因為責任與尊重無法平衡發展，財務與價值逐漸脫勾，五大皆空與醫美盛行是有目共睹的事實。在如此的氛圍下，病人先對醫療體系產生懷疑，因此常會透過關係尋找最優秀最友善最高明的醫師來主治家人的病情，似乎也是個理所當然的趨勢。

　　問題是，最佳的醫師選擇多是打聽來的，因此也要考驗看看。有的病人透過關心請求關照，試探的指標包括醫師是否願意在眾多病人中為他優先看診，及是否願意撥出額外時間來諮詢與溝通。問題是，有眾生平等的公平原則當醫學倫理，好醫師經常就很難顧及到當事人所需要的貴賓待遇。而急診處經常

有爭執事件，似乎也是這種心態。

即使確認了醫師的能力與善意，在外科系統就要開始確定「是否您親自幫我操刀？」這也難怪，因為報載曾經有一位名醫在同一天有五台手術是同時開始的，根據破窗效應與骨牌原理，其他醫師也會開始被懷疑。

其實，如果相信的是團隊，收治病人的主治醫師應該就是指揮官，會負起手術的成敗責任，則誰站在第一手術者的位置並不是重點，但主治醫師還是應該要事先說明。一個骨折的複位固定手術，第一手術者是負責固定骨折？還是負責敲打骨釘？手術是團隊合作呀，怎分得誰是主帥？誰是副官？

有的病人慕名求診，卻不是醫師的專長，所以轉診給比較專長但名氣比較不大的醫師，也會引發信任危機，以為是請託的力道不夠大。其實不見得，因為資深醫師經驗多但也必然雜務多，有些手術反而不如整天只專心開刀的年輕醫師熟練，所以資深資淺的醫師共同合作，其實是種很好的醫療團隊模式。

總之，醫病信任是件很微妙的事，卻十分地重要。因為醫療的不確定因素很多，沒有信任就會產生互動基礎的危機，而懷疑上身，對錯就會分不清楚。但可以確定的是，病人請託醫師治療病情，若沒有信任就沒有合作基礎，在醫療無法如同算數一樣精確之前，醫療生態仍會持續崩壞。

2014/10/27

醫病關係通論

　　簡單而言，醫療提供者與接受者的互動關係即可簡稱為「醫病關係」。醫病關係中，醫師除了有責任及義務去了解病人身心的不舒服之外，為了增進和諧的醫病關係，良好的醫病溝通方式及增進彼此的信任為從事醫療服務工作者所需努力去達成的。

　　早期的醫療模式由於醫療結構並不發達，醫師的診療服務行為著重在醫治病人，由醫療倫理規範醫師之行為。近代社會之變遷，網路知識透明化、醫療競爭愈趨劇烈、醫療技術發展愈趨商業化，且加入保險業者、利益團體等情況，使得醫病關係變為較生疏且冷漠。在近代民主自由意識之推廣、消費者意識抬頭下，病人的權益逐漸受到保障，加上醫療衛生政策推行及網路的普及，民眾對於醫療資訊更容易取得，於是更加關心自身就醫之權益。

　　醫病關係品質是由病人基於就診經驗、印象及預期未來就診互動包括醫療服務人員（如醫師、護理師）或醫療機構（如醫院、診所）的概念而延伸出來，而此將會造成病人對於服務提供對比關係的滿意度與信任度。因此對於醫療服務業來說，

較高的病人關係品質將能造成就病人對於醫療服務人員或醫療機構有較高的信任度及滿意度。由此可知，醫療服務除了在提供專業的醫療照護之外，更應與病人及家屬做深入溝通，抱持著同理心及良好之態度，提供病人有效的情緒支持，且近一步的關懷與傾聽，以增進醫療之顧客滿意度。根據一般認知，病人對醫師診療的態度及行為滿意度可分為五個部分：

諮詢提供：包括口語及非口語的為病人解說、澄清、分析、歸納及站在病人熟悉角度思考及解答問題。

傾聽及訪談技巧：包括使用開放式問句，使病人有機會說出疑問，誘導出病徵所在之技巧。

同理心：包含細心察覺病人的情緒，給予支持及鼓勵病人勇於面對問題。

身體語言：包括以眼睛注視病人及以姿態讓病人感受到受關懷的態度。

禮貌：包括對病人主動式的問候，及正式結束時的問候、關懷，並且不忘表示幽默。

隨著現代知識水準的進步，病人的自主意識抬頭，現在的醫病關係已不再是像早期以醫療服務提供者（如醫師）為主導且較單純。在現今專業分工愈趨清楚，提供醫療服務的人不只是醫師，還包括如：檢驗師、放射師、復健師、護理師、藥師、相關行政人員等。因此，在許多的醫療服務中如何互相依賴其良好的品質關係，以與病人維持良好之醫病關係，來達成較高之病人滿意度，為醫界當前所需思考之重要議題。

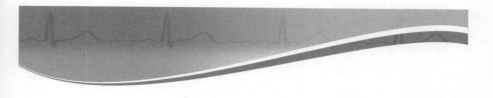

醫療團隊間的溝通議題

不只是醫病之間需要溝通，醫療團隊之間也需溝通。

不知是因為過去分享意見的管道太少，所以有一些溝通不良的經驗都悶在心裡不說出來？還是如今在社群分享情緒有巨大的群聚取暖療癒效果，所以醫療團隊間溝通不良的案例訊息才會給人似乎增加了的印象。

所謂的醫療團隊，是很龐大複雜的，有專業的不同，例如醫師、藥師、護理師、檢驗師、物理職能師及心理師等。有專科的不同，例如外科、內科、骨科、麻醉科、醫學影像科及病理科等。有階級的不同，如主任、教授、副教授、助理教授、講師、無教職主治醫師、住院醫師、PGY、實習醫師等。也有立場的不同，例如不同主治醫師所屬的醫療人員組合。

醫療團隊之內的不同專業，本來是應該合作無間的，然而因為有些工作的歸屬並不確定，如果相處不錯時還可以彼此包容，若是相處不融洽時就會產生摩擦。醫師開立醫囑都是為了病情的合理需要，但若其執行者是其他專業如護理師，其頻率又高得不合理，例如每小時量一次血壓卻沒有充分理由，則誤會便可能發生。許多誤會其實是經驗的差異，筆者曾在擔任資

淺住院醫師時為七天沒有大便的病人開出「通腸」的醫囑，結果被資深的護理師提出異議，結果證明後者是對的，因為該病人是被乾硬大便塞住了，合理處置是物理性處理阻塞，而非流體通腸。成功溝通了一次，後來就合作得很愉快。

有一位麻醉科醫師埋怨某科醫師在開刀房不夠體諒，自己穿上鉛衣後，照即時X光也不知會旁邊沒有穿鉛衣的其他同仁，讓其他人覺得不受尊重。不過抱怨沒用，應該當面溝通，以避免再犯，因為主控X光按鈕的醫者應有尊重伙伴的專業素養，應該體諒其他人的立場。不過，溝通的確需要技巧。

以前比較常聽見資深醫師抱怨年輕醫師不夠認真負責，最近則也會聽見資淺醫師抱怨資深醫師下的指令不夠周全。這也難怪，當前醫學科技一日千里，醫療臨床準則修正快速，而往往是第一線的資淺醫師最了解病情，所以自認人生經驗豐富與專業修為較高的前輩如果沒有傾聽後輩分析病情的雅量，或許就不保證可以做出最正確的判斷與最貼切的指令。

醫療團隊因立場與專業的差別，有不同的意見與主張是合理的。醫療團隊需應付的病情經常很緊急，有時反射性的處置與指令都很可能忽略了團隊溝通。然而，根據乳酪原理，醫療個人可能出錯，團隊每個人都能把關時則出錯的機率就會降到最低。因此，醫療團隊能相互尊重，經常溝通，了解彼此立場與主張是很重要的。溝通不良的團隊，不但工作不會愉快，醫療品質也難以保障。因此，維持醫療團隊之間的溝通與和諧，的確是個值得重視的議題。

2014/12/22

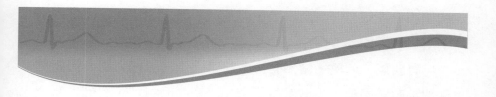

回歸醫病溝通的基本功

　　新春開喜，充滿生機，許多預言家或社會觀察家普遍認為世界經濟面即將走出低迷，接續這股樂觀的氛圍，理當相信醫界也將從五大皆空中谷底翻身。

　　醫界的危機與崩壞並不是醫護人員的態度與專業出了什麼問題，也不是醫護教育體系有任何怠惰，相反的，醫護訓練與自省是不斷在加強中。因此，醫界崩壞是因為源自於財務危機嗎？是給付制度改變了價值觀嗎？是政治干涉了專業嗎？是社會無法理性地看待醫護忙碌於付出與醫療結果的不可預期因素嗎？是理應為助力的評鑑意外成為阻力嗎？或臺灣凡事溝通不良就訴諸法律訴訟的潮流對醫界是特別的不公平呢？

　　醫界分析病情的訓練是基本能力，針對醫療危機，陳畊仲醫師在TEDx Taipei的演說提到廉價健保、層出不窮的醫療糾紛與病人無理的濫訴與天價賠償。黃達夫院長則認為醫師問診前就叫病患去檢查的行醫行為才是導致病人愛逛醫院、愛拿藥、愛做檢查的主因。而建立醫療過失保險制度，就能增進病醫雙方的利益。然而，醫療危機是整體社會政治制度的問題，分析

病因糾纏複雜恐非如此單純，而且醫治藥方並非操在醫界自己手上。

對於以上危機，當然有少數醫護出走，但絕大部分仍任勞任怨地堅守崗位。少數轉行投資報酬率高的科別，但絕大部分醫護仍鞠躬盡瘁地在與急重難罕疾病搏鬥。

爭取並等待制度改善的當下，持續奮鬥的醫護仍可以做一些努力，可以持續增強自己醫療的基本功，例如生物醫學的創新科學知識、臨床診療技巧、臨床決策判斷、人性關懷表達、醫學倫理情境判斷、臨床溝通能力及應用社會與行為科學技巧等。其中，醫病溝通的基本功，核心價值在回歸人性之善，還是值得修練提升。

病人與醫護都是人，在專業與資訊不對等之下，病人與家屬恐慌與疑懼都是人性之常，但醫師可以主動提升醫病溝通層次。醫師無法選病人，但不是無法預測病人的痛苦與家屬的反應，若再對病情診療之外，能多花功夫了解病人的期望與焦急，無論是在見面之初的閱讀人性，診療過程的將心比心，解釋治療決策的深入淺出，治療過程的誠心關懷，將使病醫建立良好的伙伴關係，體諒與互信就會是醫病關係的良好基礎。

筆者曾從1992年起在醫學院教授「臨床溝通演練」課程，在1999年黃崑巖院長離開成大時，曾為了鼓勵這堂課及教育意義而寫了一幅書法，正是是臨床溝通演練的藏頭詩，內容為「臨危不亂心靈巧，床邊教學傳師道，溝清渠暢無煩惱，通曉世事做人好，演成文武通才科，練就良醫本身高」。

　　撫今憶昔，這課程卻仍有值得重視與發揚光大之處。醫護都是社會菁英，也是最被期待的專業。醫療生態制度確實有極大的改善空間，不是不能抱怨，甚至應該主動積極建言爭取，但同時回歸醫病溝通的基本功，有何不可？

2015/03/02

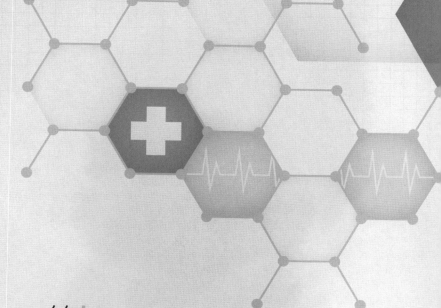

第五部

民眾觀念

醫療的時間效應與不確定性

在臺灣，病患與家屬對就醫過程之主觀感受，隨著個人權益意識的抬頭，已經逐漸比客觀的醫療品質更重要。前者，是醫改會（全名為臺灣醫療改革基金會）的核心價值，後者是醫策會（全名為財團法人醫院評鑑暨醫療品質策進會）的努力目標。

然而，感受是主觀的，很容易與客觀的醫療品質產生落差。其因素分析之下，其中有兩個重要現象，分別是(1)醫療成果與感受的時間差效應，與(2)醫療的不確定性。

任何事件，隨著時間的演變造成不同階段的情境，會產生不同的感受。例如，有許多學生在學校被嚴師苛刻訓練時可能很生氣，但習得一技之長而出了社會才知道感激老師的苦心。

醫療也有相似特性，因為病患對因疾病所產生的嚴重性與急迫性往往沒有充分的認知，對醫療建議或行為所帶來的停損與好處也不太會想像或體會，因此，常常會冤枉好「醫」。

有一位65歲的女性病患，因為退化性關節炎就醫，經檢查其膝關節軟骨的三大接觸面已有內與前側兩面嚴重磨損，只有

外側面尚堪使用。病患因聽了街坊鄰居的「呷好相報」，除了在關節內打針的治療建議外一律不接受，所以當醫師誠懇告知必須在心態上「認老惜福」，不要太勞累、爬樓梯與提重物，並且建議改以外八步態走路將體重受力移動外側面，輔以復健及口服藥物就可以改善其症狀並讓身體「長治久安」時，竟然就對醫師不肯接受其請求而破口大罵，並另找高明幫忙打針。過了半年，病患回來了，因為外側關節面也損壞了，她悔不當初，但治療似乎已進入下一個開刀的建議階段了。

　　至於醫療的不確定性，那可真是洋洋灑灑說不完。有句醫學諺言是「不只該留意生的是什麼病，還要小心生病的是什麼人」，因為病情的表現與演變是因人而異的。另外一句是「病人要的是醫療確定性（certainty），但所謂確定性只是缺少想像力的產物。」就是即使有科學研究作為靠山，但是畢竟只是不同治療成功機率的高低比較而已，重要的還是吃同種米的到底是百樣人的那一種。套句俗語來說，世上唯一可以確定的是，沒有任何一件事是確定的。

　　有一位病患接受骨科手術，術後例行放引流管三天，出血量很少後才拔掉，沒想到後來卻又開始持續出血，造成相當厲害的貧血，多折騰了一個星期才穩定下來。這在醫學常理上並不尋常，還好「應注意可注意」的還真的有注意到，很早便察覺並針對性地進行特別治療，病情才未擴大。

　　對於「醫療的不確定」有時會演變成醫療糾紛的議題，一怕醫師太過自信而無警覺性與敏感度，二怕病患與家屬沒有這

種知識及素養，三怕在醫病之間進行討論溝通的過程中失去方寸，原本只需在困難的醫療治療變異性上記上一筆，卻可能鬧得不可開交成為全國大案，例如馬偕的肩難產事件就是很好的例子。

　　其實醫師本來就應該尊重並敏感於病人主觀的感受，而且應該以詳細解釋來彌補知識的落差。而病患應該了解醫療行為存在著時間效應及不確定性，並對全力醫治的醫師「信人不疑」其是否全力以赴。不過，在民主與人權的時代裡，應不應該是一回事，自己有沒有認真做到並讓對方感到安心與信心才是真挑戰。當時間效應與不確定性都不再是醫病溝通的障礙時，就是臺灣醫療生態的春天到了。

2007/11/18

恰到好處的運動生活

　　如何決定「恰到好處的運動生活」是什麼內容？如何達成？即使是喜歡運動又鑽研骨科醫學，對這個問題仍然很難回答。但它卻是在門診對銀髮族病患提出運動建議時，他們常問的問題「如何運動？」的合理答案，但「如何運動得恰到好處？」沒有標準答案，而是一連建立在醫學研究及個別差異的邏輯思考。

　　要回答上述問題，首先必須要了解運動的核心價值為何？當然運動是為了健康，因此偷懶不運動以致缺少身心的磨練，或過度運動到對身體造成潛在的疲勞與傷害，都不是正確的選擇。

　　思考銀髮族「恰到好處的運動生活」所需要的許多基本常識中，包括必須了解何謂「成功老化的關鍵因素」，即如何以身體活動及生活作息來將潛在的基本身體素質做最佳的表現。要了解「老不當益壯」，即避免太勉強自己，做了一些身體無法負荷的活動。要「以榕為師」，即重視均衡的營養、適度的運動與下半身的訓練，而將老年人偶而必要的柺杖比喻如榕的

的氣根。還有要分析「運動與勞動」的差別，即不要讓疲勞成為自己身體健康的最大敵人。

接下來該有的進一步知識，是了解骨科問題的關切點，不外乎是「外形異常、疼痛不適與功能降低」，而該預防的是「跌倒骨折、關節疼痛、活動力下降與健康狀態變差」，而對此命題有關係的身體系統組織包括骨骼、關節、肌肉、軟組織（韌帶與關節囊等）、平衡感、本體感覺、柔軟度、認知功能與反應時間，因此必須了解不同運動，如何對上述身體系統組織造成的不同影響。

因此，銀髮族在選擇運動時，就必須注意下列的要領，包括「習慣養成、循序漸進、有氧運動、阻力運動、預防傷害、個別考量、體適能及健康監測、維持動機及正確評估、考慮性別差異（尤其夫妻一起運動）及訓練感覺統合、平衡感及穩定度」。

而選擇的運動，不論是走路、慢跑、游泳、爬山、太極拳、瑜珈、腳踏車、跳舞、健身房運動或各種球類運動，都必須分析對上述組織的好處與壞處，並利用生理訊息（如疼痛及僵硬）來不斷反省及修正運動計畫，如此才能調整到自己最「恰到好處的運動生活」。

結論是「恰到好處的運動生活」不是醫師學自書本的明示，而是病患個人經過思維判斷的智慧。

2008/12/21

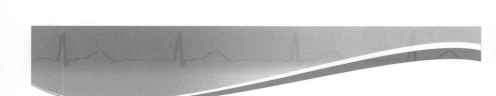

對酒不當乾

　　歲末年初因為天氣寒冷且循環不佳，是人的體能與生理狀態最差之時，因此心臟病發、中風、跌倒骨折意外或憂鬱自殘的病例都會增加，往往是急診最忙碌之時。

　　偏偏在寒冬需要進補，年終需要尾牙，年節需要春酒，應酬不斷，卻都少不了酒。

　　酒在適量時是藥物，濃度適量時（75%左右）可以消毒，但過量會酒醉，常喝會成癮，急喝偶會消化道大量出血，長期可能導致酒精性肝炎。可見，學名為乙醇的酒，非常適合以下的一句名言：「藥與毒本是同物，只是劑量多少造成了區別。」

　　人類所能飲用的酒是含兩個碳的乙醇，但只含一個碳的甲醇是工業用的，是被作溶劑、防霜劑、燃料或中和劑的，是有強烈毒性的。但因為便宜，成了「假酒」的主要成分，因此誤喝了可能引起失明、肝病甚至會死亡。

　　好酒在人類文明歷史裡仍有相當重要的地位，傳言拿破崙因為所慣喝的上好葡萄酒（Chambertin clos de Be'ze）補充不

足，導致精神不濟加上起不了床，所以才會兵敗滑鐵盧。

　　在東方文化裡，「寧為謫仙」的李白最被傳誦，據說他原本是天上太白金星，因喝醉踢翻煉丹爐被貶為凡人，沒想到拜唐明皇的知遇在宮中喝到西域進貢的美酒，驚嘆之下竟為了凡間美酒，不願回到天上。有文人墨客遂以「李白斗酒詩百篇」來自許，把酒當作文思與靈感的泉源。問題是，大部分的人酒是喝了，詩呢？還是擠不出來。

　　為憂愁而飲酒，容易酒入愁腸而失去自制力，其實是「舉杯澆愁愁更愁」。為歡樂而飲酒，若想避免樂極生悲，就需要隨個人酒量而適量飲用。為品味而品酒，重要的是氣氛與格調，當然不應牛飲。

　　多年來，臺灣因酒駕意外太多而推廣的「不乾杯」與「酒後不開車」兩項運動，似乎成效仍不彰，因為大型聚會中彼此灌酒的不愉快場面仍然不少，導致許多人與朋友歡聚常必須為乾杯不歡而散而反生悶氣。

　　曹操在短歌行說：「對酒當歌，人生幾何？譬如朝露，去日苦多。」我們的人生既不是朝露，因此把酒之時，可以歌，可以歡，就是不該乾杯。長輩不強迫別人乾杯是素養格局，晚輩拒絕前輩勸杯需要道德勇氣，如何能做到「對酒不當乾」需要每個人的努力，如果有人夠清醒的話。

2009/01/25

關心不宜亂

　　健康是基本人權，生老病死是人生四大考驗，當自己或家人的健康出了問題，必須進出醫院或依賴醫療團隊時，心中的恐懼徬徨與擔憂著急是可以理解的。

　　為了期待得到有利的醫療優勢，加上對醫療制度公平性的信任不足，進而相信「有關係就沒關係」的錯誤認知，造成許多親友團的關心其實不是助力，反而是阻力。

　　當然，在並非百分之百完美的臺灣醫療制度裡，有些關心與協助是合理的。例如，臺灣的醫療給付是不分醫師資歷與經驗的深淺而同工同酬，因此教授級醫師的門診一號難求是常見的，所以當病情緊急卻又掛不上號時，打聲招呼拜託加掛是可以接受的人情之常。有些醫師因而貼心一點，只要病人到了現場就不拒絕加掛，但這並非醫界常態與共識。

　　請託關心因為治療的是「信心危機」，有時接受拜託的主治醫師會願意在探訪病人時傳達「有人關心」，但也有的本諸良知尊嚴而公正不阿的主治醫師會把請託當作質疑，甚至因有受辱的感覺而忿怒。只不過，醫者因專業的訓練而有專業的素

養，一定會堅守醫道選擇並執行最佳的醫療。

　　有的關心則過於廉價，例如有通請託關心的電話，內容只知病人的床號，不知病人的名字，不知病情，也不知主治醫師是誰。這樣的請託，真不知道該關心什麼？

　　有位朋友臨時進入辦公室拜訪，再表明希望陪同去某病房探視某一位病人。朋友的忙不是不能幫，但是醫者上班總原有忙不完的例行公事，而身著白袍跨入其他科部的病房去探視陌生病情的陌生病人絕非醫療常態，因此當時沒有別的選擇，只有委婉拒絕。

　　另外，醫學中心一床難求是現狀常態，或許不能怪罪DRG引起的微細效應，也不能怪罪重症加護病床不敷需求，但是大家都知道大醫院從門診排住院是可遇不可急，而從急診等手術住院卻塞車也不罕見。因此安排住院的請託最頭痛，因為國立醫學中心為了堅持醫療倫理的公平正義原則，通常不設公關病床，導致決定住院優先次序的是病情嚴重度，而非人際關係度。

　　所以，雖然醫者不能自外於社會，但是許多的醫療障礙並非單靠醫者可以排除。也因而請親朋好友體會醫者苦處，關心病情應該，但不宜心亂。

2011/01/17

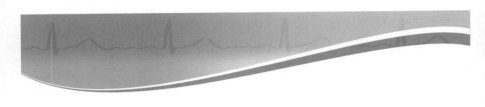

成人之美

　　利用標準假病人來考實習真醫師的「客觀結構式臨床技能測驗」（OSCE）是本週醫學教育的頭條新聞，今年試辦，明年則將正式成為國考的一部分，當然是重大改革。

　　標準病人非常值得敬佩，因為他們必須扮演不同病情，既要演出逼真、精準，還要搭特殊道具。為了客觀一致，嚴苛的訓練是必須的，相對之下待遇是微薄的，但他們有醫療改革的理想，志在培養未來的良醫，所以可以用「成人之美」來形容他們無私的情操。

　　成人之美搭配的下一句是功同良相。成大醫學院負責推動OSCE的單位之所以命名為「國鼎臨床技能中心」，是為了感激當年李國鼎政務委員極力協助醫學院落腳成大，而李政委在成醫成立時特別勉勵醫界「成人之美，功同良相」，今日看來果然成就一段佳話。

　　對成醫而言，創院院長黃崑巖教授既是實質領袖，也是精神典範，他被譽為臺灣的醫學教育改革之父，是文藝復興型的醫學教育家，而他在醫學教育中強調人文素養倫理的主張已經

不只是理想，而是逐漸落實了，所以他對教改而言，功同良相的形容還蠻貼切的。

不過，千里馬也需要伯樂。黃院長在《回憶錄——成大醫學院創院始末》一書中提到他衷心感謝的知遇伯樂，就是當年成大校長夏漢民先生，筆者曾在這本書的新書發表會聽到他們兩位共同回憶這段往事，而這些也正好都詳細記載在「成人之美，功同良相」這一本由成大於2008年出版，並作為紀念成大醫學院創院二十年的史書裡。

的確在當年，雖然政府有意於南部成立臺北以外的國立醫學院，但是競爭的國立大學頗多，若非夏漢民校長率成大行政團隊眾志成城，是難以脫穎而出的。當時的李茂雄主秘、陳金雄及楊明宗總務長、李金振機要秘書及許多不及備載的教授們莫不居功厥偉，所以才會有後來的籌備小組，才會有赴美考察並說服黃院長返國創院及成醫出埃及記的故事。

從OSCE時事去回憶這段歷史不是要撫今憶昔，而是期望在追尋歷史的軌跡中，發掘未來醫界可以繼續發展的方向並啟發感動進步的力量。

可以確定的是，無論是過去為臺灣醫界打拼而能記載入冊的歷史人物，或今日願意為了醫學進步而奉獻心力的標準病人，都值得社會予以「成人之美，功同良相」的喝采、支持與掌聲。

2011/05/01

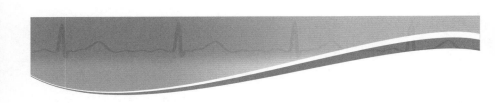

健康八訣

近來經常驚聞親友健康產生問題，而健康管理成為請託諮商的熱門話題，針對健康的定義範疇可包括身體生理、心理精神與社會群己，特以下列從A到H的健康八訣作為回應，雖非天龍八部，卻不可輕忽。

A是指人生應以利他精神與態度（altruistic attitude）為核心價值，因為人類是藉利他而互利以成為萬物之靈的，利他有基因，助人最快樂，而快樂程度與健康指數成正比的研究不可勝數，當然參考價值甚高。

B是維持均衡（balance）。工作與休閒都很重要，讀書與運動不可偏廢，苦幹與休息應當兩全，當無法取得平衡時，或許事業成功的代價是失去健康，就會得不償失。

C是指自我控制（control）。一般人的缺點是想得透卻忍不過，說好準時回家吃晚餐卻撐到飯冷菜涼，打算平心靜氣卻忍不住暴跳如雷，所以失控就是健康的詭雷。

D是指心情保持愉悅（delight），幽默風趣，樂於取悅別人。正向心理是能夠自信肯定常保愉悅的重要基礎，也是克服

21世紀新世紀病「憂鬱症」的憑藉之一。

　　E是指運動（exercise），而運動想要恰當好處並對身體有益，仍必須經過智慧思考，而非勉強進行。依個別條件如體適能、性別、肌耐力、興趣、成就感等作選擇依據，並依生理訊息如疲勞程度及生化指數而修正與適度休息，是必要的基本功課。

　　F是指食物（food），食物分六大類，應涵蓋攝取，不應偏食。在有代謝症候群時，更隨醫囑而適當修正，並時常監測指標。應有紅綠燈食物的概念，可參考但勿盡信有廣告或口耳相傳的營養食品，因為偏好單類食物也可能造成身體過度的負擔。

　　G指綠色（green），即接近陽光、清新空氣與風光明媚的大自然，曬太陽可促進維他命D及鈣的代謝，流汗也有加速新陳代謝的意義，當然也可藉以阻絕灰色（gray）人生的產生。利用群體（group）結伴地進行，更有社群指標意義。

　　H是指習慣（habit），任何健康作為若不能持之以恆，都不能達到效果。習慣的養成主要靠自己的決心毅力，也靠親友同好的支持鼓勵，若有天候或生活事件的影響，也應有替代的選擇。

　　從人生角度來看，健康是基礎，快樂是目標。上述健康八訣並非絕對真理，但是經過警覺與思考，將共通知識化為個別智慧，也許就是健康快樂的不二法門。

2011/05/08

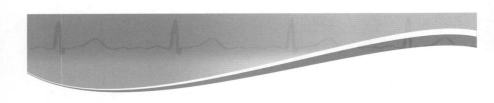

不 完 美 醫 療

　　有位朋友語帶無奈卻還坦然地分享他的病情，內容反應的是尚未完美的醫療。當年他是身體健康的運動健將，沒想到30歲才知道得了糖尿病，雖是努力配合醫囑，腎臟仍逐漸功能衰退，必須思考洗腎、換腎與生命預期值的問題。

　　另一位朋友每年作體檢就以為足夠，近來逐漸消瘦原猜想是過勞而不以為意，一直到迫不得已再作詳細檢查時，才發現是轉移性的惡性腫瘤。

　　完美的醫療是，只要小心謹慎，就會留意到早期症候與徵兆，經過詳細檢查就一定能找出病因，而只要配合專業細心治療，疾病就可以得到控制與根治。但是「世事不如意者十常八九」，事實上發生不完美醫療的事例還真不少。

　　因此，健康強壯的主治醫師在主刀的時候意外中風，年輕活力的住院醫師在上刀時竟然昏倒，青春有勁的實習醫師在值班後不幸猝死，似乎都是不可思議，卻並非絕無僅有。

　　產生這些不完美醫療事件的背後有一些潛在的原因，包括當今的醫療科技仍未精密到可以證實所有的早期病情，某些疾

病的自然病情發展可因正確醫療而減緩發作但卻無法完全控制根治，以及影響人體健康的不確定因素實在太多，所以醫療才會被稱為「最稚齡」的科學。

　　有一個病例是以關節鏡切除破裂的半月軟骨，手術很順利，術後卻因為神經損傷而產生垂足的現象。檢討之下卻找不出合理解釋，因為關節鏡手術的範圍是關節腔內，神經則是在關節腔外。手術的方式是採用物理性地切除，不像雷射是產生可穿透組織的能量。如果擔心是因為止血帶綁太久造成神經缺氧，則該病例並沒有使用止血帶。當上述造成不完美醫療的原因找不出來，則對醫師與病人而言，就好像在幸福的坦途上卻突然遇到車禍意外，或遇到恐怖的健康狙擊手，霎那之間人生就失去了光明，步入了絕對的黑暗。

　　因此，當一位有心臟病、糖尿病及腎臟衰竭的病人跛著腳走進門診，經檢查發現病因是混雜著陳舊骨痂、新的骨折與關節軟骨破壞的複雜病情時，病人與家屬卻要求醫師保證麻醉沒問題，保證傷口很快好，保證關節融合手術一定可以順利癒合，也就是保證完美醫療時，醫師的臉上當然要出現三條線。

　　醫師所能承諾的，是以專業知識、技能與素養盡全心全力而為，做好以告知同意為基礎的醫病溝通，努力追求但無法保證讓不完美醫療變成完美。

2011/05/15

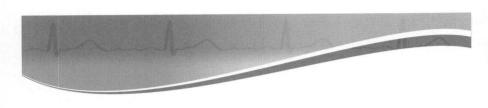

師法自然

　　健康是世人所追求的人生核心價值之一，但是完全的健康與待醫的疾病之界線並不十分清楚，因而所謂的亞健康議題得到許多的關切，而健康新自然主義也似乎逐漸抬頭。

　　量化健康的指標或訂定正常的範圍經常取決於專家的認知，如果疾病定義太過廣義，就容易成為過度診斷。如果太過狹義，就會忽略早期病情。拿捏尺度的鬆緊，不只是對醫師的考驗，對一般民眾又何嘗不是呢？

　　例如，人的老化是合理的自然現象，但退化性關節炎是自然現象嗎？還是全都是該治療的疾病？

　　從自然退化的角度來看，退化速度一如同儕的通稱為正常的老化，比同儕快的稱失敗的老化，似乎比較留得住青春的稱為成功的老化。但什麼是「正常、失敗、成功」老化的關鍵因素？是值得民眾深思並學習的。

　　曾經遇見一位堪稱奇人的「長輩」，六十多歲卻體能甚佳到近似三十多歲，可以十指支撐身體離地，也可以倒吊雙槓挺腰並講解，他自述數十年從未生病，從來不必看醫師。仔細追

問之下，他的確從三十歲起開始養生，生活儉樸單純，拋棄冷氣電視，力行早睡早起並多蔬多動。當然，他幸運地不必朝九晚五，不為五斗米折腰，沒有交際應酬，還有足以自然隱居的戶外空間。

如果這位奇人的健康的確是依賴後天修練而非先天基因，這顯示他的成功要素是「師法自然」，不讓不符合自然法則的生活型態破壞自己的健康。

至於哪些是不自然或不合理的生活形態或條件呢？可以負面表列的名單真是無法盡數，從抽煙、飲酒的習慣到氣急敗壞的個性，從生理過勞的加班到心情緊繃的壓力，從油炸肉類的暴食到運動修養的缺少，無一不是健康的隱形殺手。

至於哪些是自然或合理有利健康的作息與方式呢？卻很難正面表列或逐一落實。號稱自然主義的研究不少，但依實證醫學角度能有百分百說服力不多。然而，許多建議在邏輯、學理與實際案例上都是走在正確的方向，就的確值得參考或學習。

有位醫師朋友，努力師法自然，而且心態正確。因為他自認不會因此頤養天年或永不生病，可是他相信就算有一天不幸生病了，也會因為曾經努力避免而不留遺憾。這種想法，還蠻健康自然的。

2011/09/04

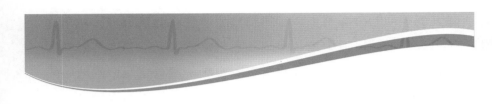

銀髮族跌倒的風險管理

　　根據成大骨科部的實際經驗，在冬天裡的其中任何一個週末有高達五、六個銀髮族的骨折病人求診並非罕見，而根據全國性健保資料統計，銀髮族骨折的死亡率高於癌症，其風險管理的重要性不言可喻。

　　上述議題感謝成大醫院家庭醫學科楊宜青主任呼應，引用國家衛生研究院電子報翻譯的世界衛生組織《預防年長者跌倒之報告》（*WHO Global Report on Falls Prevention in Older Age*）指出，每年世界年長者65歲以上的跌倒機率約為32%，70歲以上約為37%，而發生後會再度跌倒者約占40%。

　　跌倒造成的傷害約25%是中重度傷害，看急診後需住院者約50%，其原因分別是髖部骨折、創傷性腦傷及上肢受傷，其中髖部骨折幾乎每位都需要手術治療。

　　該報告分析跌倒的原因雖然錯綜複雜並糾結難分，但仍可區分成四大類危險因子，包括生物條件、行為習慣、環境障礙與社會經濟等。

　　生物條件是個人特徵，包括年齡、性別及種族等先天因

子，與老化、體能、受傷、職病、認知與情緒等後天因子。因此，如何利用「健康管理的骨科祕笈」提升後天條件，能夠「成功老化」地擊敗身分證的年齡，就是銀髮族特別需要研修的重要課題。

行為條件的改變是祕笈中重要的一環，包括利用恰當好處的運動來保持身心健康、鍛鍊骨骼、訓練肌力、維持平衡及肢體柔軟度等。

至於均衡飲食的落實、運動與休息的調整、定期健康檢查、遵循醫囑使用藥物及了解不同科別藥物的混合作用及特性等，也是行為修正的重要課題。

銀髮族對危險行為的偏好，有時候並不隨年老而減少。曾遇過有88歲的摩托車禍患者，站在不穩椅子清掃或不喜歡開燈做家事導致跌倒骨折的「臺灣阿信」們，都必須從觀念認知及習慣上去改善。

維護安全的環境是重要卻常被忽略的議題，家裡的浴室、鬆脫的地毯、凌亂的電線及家具、走道的裂縫、戶外的青苔、照明不佳的環境等，都需要特別留神注意。

經濟當然是不容忽視的因素，因貧窮而導致的生活條件變差，必然會影響到上述所有生物、行為及環境三大類危險因子，當然跌倒風險也會提高。

總而言之，防範銀髮族跌倒的風險管理議題很重要，值得家人與社會投注更多關注並全力落實。

2012/01/29

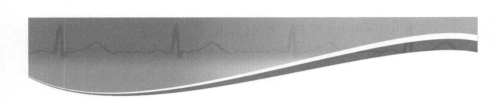

治療疾病或醫治病人的判斷反思

　　西諺說「醫學不只是祛病，更要安心」，孫思邈的醫有三品說：「上醫醫國，中醫醫人，下醫醫病」，一般醫師多在治療疾病或醫治病人中求取平衡，下列的故事是最近的心得事例。

　　一位遠地朋友寄來頸椎影像為其長輩隔空問診，說明是因為跌倒而造成疼痛與神經症狀，請教當地醫師後已經安排開刀，請問我的意見。因為不是個人專長，故求教相關專家，他先看到磁振造影影像，初步推測是兩節頸椎間盤軟骨突出並破裂，看似明顯壓迫神經，建議從前方開刀，施行減壓及固定手術。

　　他接下去又看到對偵測骨化組織比較敏銳的電腦斷層，推測比較像是頸椎後縱韌帶骨化（OPLL），立刻修正建議為從後方開刀，施行頸椎管成形手術。

　　當下轉達意見給友人，得到的回應質疑是，兩種診斷何者為真？互斥或並存？是否真的需要手術？不手術的後果為何？如果他的醫師支持前者診斷並做前方開刀計畫時，是否該接

受？要不要與醫師溝通其他醫師的第二種看法？

我很難想像原來醫師被病人家屬質疑提問時的反應會如何？是欣然接受並修正計畫？反覆思考並尋求第三意見？漠視意見並按照原訂計畫？還是勃然大怒另請高明？

而病人或病人家屬期望醫師的反應會是什麼？是理想的醫病溝通情境？或擔心破壞互信關係？

此時，友人又新增了新的條件陳述，他說病人因受傷後有明顯症狀才求醫，因而安排上述檢查。可是在做完檢查與等待複診之際，原來的症狀已經幾乎完全消失，沒有疼痛也沒有神經壓迫，目前可謂活動自如。所以友人再度質疑，此時此刻應該選擇開刀嗎？有暫緩開刀再作觀察考慮的機會嗎？

友人擔憂的是，長輩已經七十幾歲，也有不少內科疾病，生活需求也不高，選擇開刀的利是否真大於弊？有多大的風險成本？若有後遺症會有多嚴重？機率有多高？

從治療疾病的角度看，有病當醫，無論確定診斷是前者或後者，也無論治療選擇為何。但病人應當在乎醫者風險排除的能力有多高？此時，醫療變數的考慮與醫病溝通的重要就不容忽視。

從醫治病人的角度看，病人或家屬的考量雖非全然基於醫學專業，卻是合情合理，頗有醫者決策的參考價值。疾病存在是事實，但症狀是否消失？身體狀況如何？餘命如何？生病品質能改善多少？病人的主觀認知不是也是治療選擇的重要參考嗎？

類似例子於醫師每日醫療工作中是反覆出現的，但理論上醫師應當有平心靜氣對診療選擇做出反思的基本素養，是否會因為被繁忙的工作壓得喘不過氣而遙不可及呢？為何醫師不適用勞基法呢？醫療工作者該有時間精力來進行治療疾病或醫治病人的判斷思省，因為那是醫者基本人權也是專業素養。

2014/09/01

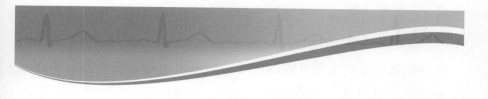

醫療的魔法

醫療水準與滿意度有許多主客觀的指標，例如醫療品質的六大面向與醫療的六大任務是否落實？醫學專業是否符合最新標準？醫療指引是否與時俱進？醫病溝通是否良好維持？醫學倫理法則是否確實遵守？病情解釋與醫療結果是否符合預期？所有醫療過程中的不可預期因素是否被全力排除？

然而，醫療再如何精進，品質管理再如何高明，醫療的不確定因素永遠存在，病人身體狀況端與醫療品管端的變數固然不容忽視，但社會對醫師端的潛在過失傾向於擴大解釋則是嚴肅的議題。美國的醫界自省是從「To err is human」出發來改良病人安全品管機制，臺灣也立即引進，但「醫非聖賢，孰能無過？」可接受嗎？臺灣的病人安全品管機制是否已被社會信任了呢？

病人因疾病而需要醫療，付出稅金委託政府建立醫療制度，付出健保費委託健保局建立醫療保險制度，前二者以規範及給付委託並監控醫院，醫院再以薪水、業績及評核來要求醫師從事醫療並照顧病人。如此所形成的醫療生態，是人與人之

間的團體委託關係，這種關係好壞的發展，可以是良性循環，
也可以是惡性循環。

醫療生態若是惡性循環中，分析起來，乃源自於對彼此的
不信任、不尊重、不體諒與不友善，以及無法回歸人性的基本
面。例如，臺灣對管理醫療工作者的規範可謂集天下之大成，
這就是不信任。不論專業修為的深淺同工同酬，對不配合管理
指標的予以懲戒罰款，就是不尊重。所有行業皆可納入勞基
法，勞工兩週工時不得超過84小時，唯有醫師不適用勞基法，
一週工時限制以不超過88小時為原則，是勞工的兩倍有餘，就
是不體諒。對醫護的不友善，有些是制度性的，有些是個人特
質的，例如在急診的言語與行為霸凌，雖然只是少數人，然而
制度上的善意改革似乎也還無法撥亂反正。

所以醫療生態的制度崩壞與前景悲觀，正源自無法回歸人
性的基本面後，所形成不斷沉淪的惡性循環。而欲尋解決之道
糾紛亂麻，獻策雖眾仍無法正本清源。因此大膽假設如果回歸
人性，尋求人際關係良善的魔法，重新建立有良性循環醫療生
態的方向，或許是解套方案之一，或許值得大家共同努力。

回歸人性的醫療魔法是什麼？利他愛心？信任、尊重、體
諒與友善？包容與鼓勵？而啟動良性循環的發動機為何？病
人？社會？醫護同仁與其他醫療工作者？醫療制度的設計者與
管理者？或許都是。

有位醫者在臉書自述，因過時工作而焦頭爛額，加上壓力
過大而心生鬱悶。倘若帶著不愉快的態度與持續身體語言看

病，想必醫療品質與醫病關係會是在懸崖邊緣。此時，他收到一張病人精心繪製的感謝卡，熱情與愉悅油然而生，所有的疲倦與煩躁都消失了，也立刻讓下一位病人產生了信任的感覺。

　　醫療的主角是人，而人與人的相處互動是可以有魔法的，信任、熱情與快樂是可以感染的，此魔法需要大家以認知與行為來共同努力。

2015/01/05

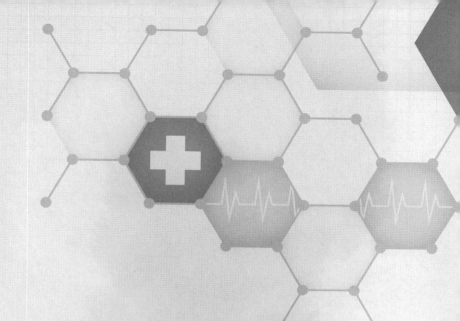

第六部

醫者難為

新鮮人的五項基本功

今年的中秋節巧遇各大學新生入學及新鮮人成長營，到底在祝福月圓人團圓之外該提醒些什麼？頗耐人尋味的。

或許不能光是告誡「上課不能吃東西，考試不能作弊，騎腳踏車不能亂停……」等生活上的芝麻小事，否則會被認為「層次太低，格局不夠」。然而，現在鼓勵他們「以天下興亡為己任」，似乎也還言之過早，陳義過高。

其實多元價值社會裡有多元認知。集體共識應可包容個別特色，汰泊存菁後可以留下的只有原則，因此謹向大學新鮮人建言，在人生探索的第一年宜開始修練五項基本功，分別是「大方向，小細節，學專業，樂活動，修人際」。

首先，人生必須有格局及方向。當年臺大傅斯年校長說「奉獻這所大學於宇宙的精神」，新鮮人內心感動之餘自然產生力量，在生涯考驗之中自然產生格局與方向。成大的校訓是「窮理致知」，配套精神是倫理務實，核心價值是根深葉茂的榕樹精神，有了想像空間，人生格局與重大方向便自然明朗。

其次，許多大學生是首次離家生活，但離開父母親友的呵

護正是獨立成長的開端，如何成功開創出屬於自己的生活型態並建立獨立人格呢？在全新的考驗及陌生的環境裡，其實有許多小細節需要注意，包括賃居、交通、財管、起居習慣等，莫不需要精心留意及建立。

　　而大學不是「由你玩四年」，課堂內的專業知識是生涯成長的重要基礎，雖不必立志成為班上前五名，但最好能打下深厚的學識專業根基，因為未來不論是研究深造或嘗試就業時就會知道「安危他日終需仗」了。

　　但現在的社會不只需要會唸書的宅書生，知識要提升成判斷的智慧，或落實成行動的力量，所必須要培養的國際觀、決斷力、創造力與領導力，課堂以外的活動才是實習演練的工廠。因此，課外活動是重要的「非正式課程、隱藏課程與生活教育」，不宜偏廢。

　　至於人際關係的重要性不可言諭，同學朋友間，老師學生間，親子家庭間，性別互動間，大學是最佳的學習場所，也是最美好回憶的滋養平臺。

　　當然，這五項基本功是否修練完備是沒有絕對指標閾值的，但如果認清了這五個學習標的，或許在五光十色且「糾紛亂麻」的大學生涯之中，就可以心澄意明且「理必有緒」了。

2011/09/18

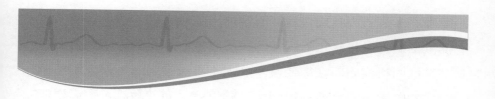

醫者父母心

　　醫病溝通的成功要素是，在醫病共同對抗疾病挑戰的共同目標下，必須能夠充分了解彼此的立場與認知，並能夠相互體諒與包容過程中的不可預期現象，才能兼顧實質醫療合作與心靈力量支持。

　　因此，以「醫者難為」作為「醫學與人生的對話」的主題，並非是以醫者立場吐苦水，而是希望社會也能夠了解醫者的極限與難處，而明白醫者為何當不了病人所期望的天使？

　　病人無論是生病或意外傷害，絕對是倉皇失措，遂把希望託付給醫者。如果順利克服病魔，在昔日的社會文化裡就會感激醫者「恩同再造」，所以才與醫者「視病猶親」的父母心，兩者互為表裡。

　　醫者難為，或許是「天下無不是的父母」的時代已經過去，導致醫者即使以「美德、責任、專業」的醫學倫理觀自持，若病人卻以「權利、結果、過失」的角度來看待醫病關係，「醫者父母心」的困難程度就會愈來愈高。

　　醫者難為父母的理由之一，是心態的不對等。曾有病人的

家屬狀告醫者沒有提供最好的醫療，經過審議才發現醫者其實提供給病人最正確也最完善的醫學診療，只是病人因為合併許多其他內科疾病而恢復較慢。病人本身感激醫者，但家屬堅持要告的原因不過是希望得到額外賠償費。有此教訓，醫者豈能不從視病猶親修正為視病猶法。

　　醫者難為父母的另一個原因是人數的不對等。在門診裡，一位醫者有數十位甚至上百位病人及家屬在待診。每位病人都期待醫者最優先、最詳細、最優質的關愛，但即使醫者已經解釋病情，病人及家屬仍反覆地問同樣的問題而不願意結束問診，而外面卻有許多焦急候診的其他病人。為人父母者，手心手背都是肉，豈非難為？

　　醫病關係難為親子的原因還包括總有失控的個案，尤其在急診。同樣是車禍頭破血流，醫者可能必須先緊急處理因顱內出血而命在旦夕的病人，卻一再有只有破皮的酒醉病人因不耐等候而對醫護同仁施以言語暴力甚至動手傷人。急診為了維持醫療秩序並避免全武行，而必須警衛森嚴或律師待命，醫師甚至必須經常倉皇逃命，該如何培育醫者父母心呢？

　　當然，醫者父母心仍是醫學人文素養教育所強調並追求的，但在現實的醫療生態裡培育滋養醫者父母心，是需要醫病雙方共同努力的，不是嗎？

2013/08/05

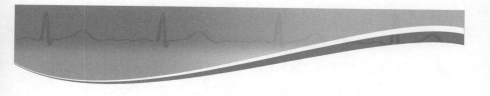

壓力與焦慮

當今的醫護人員與過去比較，困惑最多的並不是工時增加與專業難度，而是如影隨形的壓力與焦慮。

茲引述一位在某法人醫學中心工作資深醫師的回應心聲：「目前最頭痛的應該是護理人力不足，各大醫學中心裁減病房，病人在急診苦等不到病床。」這些集體壓力與焦慮是普遍現象，值得剛掛牌的衛生福利部研究並深思。

「五大皆空是老問題，人才斷層已然成形，住院醫師不耐操訓而中途轉科，沒有住院醫師只好拿專科護理師當醫師用，奈何專科護理師有勞基法保護而醫師沒有，最後倒楣的還是主治醫師及病人。」為何醫師不納勞基法？難道醫療是責任制則醫師就不需要基本人權保障？

「護理人力不足最主要的原因是現代醫護人員每日被電腦與文書作業操慘了，慘到護理人員對工作很不爽。當然不爽的工作沒人做，也愈來愈不想配合主治醫師及專科護理師，最後最倒楣的還是病人。」說的應該是基礎醫護人員的心聲，但何以致此呢？

　　「各大醫院把人本醫療喊得慈悲無邊，實際看數字卻都拿A醫院管理那一套來看齊，連全國標竿的B醫院都如此，其他醫院也不可能好到哪，自然主治醫師就把醫療業績擺第一，遑論其他。」道出了醫院管理在現實考量與理想之間的落差，表示醫院經營者也有壓力與焦慮。

　　「不知道是因為C醫學院沒有把我的現實學分教好？還是我在現實大染缸適應不良？我對現在的臺灣醫療亂象既不爽又無力，開始有點憤世嫉俗。」這是單一資深醫師的無奈？還是許多人共同的心聲呢？

　　由此看來，從醫院、醫院管理者、資深與資淺醫師，專科護理師與基層護理人員都有許多的壓力、焦慮與苦水。誰是撥亂反正的救星呢？衛生福利部？醫策會？健保局？醫改會？醫療糾紛法庭？醫師公會？醫勞盟？醫學專科學會？國家衛生研究院？社會大眾？或以上皆是？

　　醫勞盟曾評論說醫護人員的三大殺手是健保、評鑑與司法，其是非很難定論，但其危機意識絕對是警訊。臺灣的醫療崩壞危機與全民信心瓦解，絕非單一因素，絕對是惡性循環。醫者固然應該不斷反思自省，但社會若把醫療生態不佳的壓力與指責單向丟給醫護人員，卻忽視制度設計不良的根本問題與集體責任而不尋找解決之道，難道真要放任醫療生態持續崩壞下去嗎？

2013/08/19

新天龍八部

　　天龍八部是佛教概念，是指佛教護法隊伍中以天、龍為首的八種神話種族。金庸以天龍八部為名的小說，是以宋哲宗時代為背景，對宋、遼、大理、西夏、吐蕃之間的武林恩怨和民族矛盾，從哲學的層次對人生和社會進行描述與批判，當然引人入勝的是大千世界裡各種光怪陸離的角色與不可思議的行止。

　　而從臺灣醫療生態的千奇百怪的事件，可以看出當前的臺灣正在上演一部新的天龍八部。有酒醉撞破頭的女病人被送醫急診，竟對幫她治療的醫護咆哮、揮拳、鎖喉，甚至把一名護理人員打傷濺血，必須出動三人壓制，一人施打鎮定針才能穩定局勢。

　　一名男子因十二指腸潰瘍住院，治療後不停發抖，主治醫師因病情未明要安排進一步檢查，病人母親不但拒絕排診與治療規劃，還在溝通時拿出預藏的水果刀刺向醫師，還好因為刀鞘未拔除而沒有造成慘劇。

　　一位病人有十多個專科的病史，在車禍骨折接受手術治療後，從未依時返診，卻要狀告醫師沒有提供最好的醫療，甚至

在與院方溝通時咬傷社工師。其實該骨折雖然多種內科病情導致復原期間較長，卻仍順利癒合。提告的目的何在，可想而知。

有一位地位崇高的社會人士，其膽囊因超音波檢查疑似有息肉，或許是因為擔心膽囊癌的疑慮而手術切除，沒想到術後病理未出現息肉竟不喜反怒，狀告醫師成為舉國皆知的「無膽」之人。

有一位病人因肺癌而追查過去求診史，查到兩年前的胸部X光可能有嫌疑卻未被告知而對醫師提出求償訴訟。另一位病人則是因為醫師告訴他胸部有病變，必須排除肺癌，並安排後續檢查，結果病人崩潰辭職，還交代後事想燒炭。在另找醫院檢查排除後，遂對第一家醫院提出精神賠償訴訟。

上述的案例，有許多醫者可以反省之處，例如必須加強關心病人福祉與提升解釋病情的溝通技巧。但也有醫護同仁必須心生警惕之處，即時代改變了，醫病關係也不同了，社會中形形色色具有不同人生觀與價值觀的人也多了，除了憑藉「良知、專業、愛心」來從事醫療，對於言行異常或舉止暴戾的特殊狀況千萬不可掉以輕心。

根據統計，臺灣每2.4天就有一件擾亂醫院秩序的事件發生，政府應該正視問題的嚴重性並採取果決的防範措施，而不是讓醫院自行舉辦「急診暴力緊急應變」等被動的演習。若任憑社會是非不分、道德敗壞、施政無力，那下一部以醫療為背景的新天龍八部小說，恐怕很快就要出書了。

2013/09/02

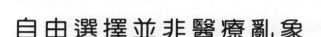

自由選擇並非醫療亂象

近日媒體大幅報導一位大腿股骨閉鎖性骨折的病人「急診都爆滿，南北狂找醫院，包車奔了353公里，花了四天才動手術」，並批醫界有夠扯，太瞎。

其實，這個事件反應並考驗當前的醫療生態選擇、合理資源使用與醫療作業流程，應予持平分析，不宜遽下斷言。

首先，病人於7月11日星期四深夜在淡水發生車禍，救護車送淡水馬偕醫院急診，經診斷骨折後安排隔日手術，如果順利完成，便是功德圓滿。

然而，病人與家屬選擇轉診臺北榮民總醫院，沒想到北榮急診病人甚多，因為股骨閉鎖性骨折有必須排除如肺部脂肪栓塞等潛在合併症的標準流程，未能在第一時間排上手術，但隨即就立刻進入以急診傷病危急程度為優先排序的假日排刀程序，星期六尚未能開刀，病人與家屬就再選擇立刻飛車南部，隔日7月14日星期天完成手術。

所以，整個事件的第一個關鍵，是病人在臺灣便利的醫療體系下，動用自主選擇權，放棄同為醫學中心馬偕醫院淡水分

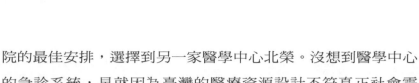

院的最佳安排,選擇到另一家醫學中心北榮。沒想到醫學中心的急診系統,早就因為臺灣的醫療資源設計不符真正社會需求,產生假日例行塞爆急診的特殊常態,導致心情浮動,對北榮願意排刀卻無法確定時程心存怨憤,才會轉而包車直奔老家高雄,而有「4天353公里」之說。

醫改團體認為醫院不該抱持把人轉走即可的心態,不該讓病人自力救濟,在病人自動轉院下淡水馬偕不該未先知會北榮。如此指責足以引起許多其他在急診等候甚久病人的共鳴,紛紛群起抱怨。

然而,醫學中心假日急診塞爆,住院一床難求,開刀大排長龍,其造成原因為何?是否我們願深入思考並力求改善?!

臺灣的醫療院所分四級,最基層的診所最方便,醫學中心最被信任,但中間層級的地區醫院與區域醫院是否發揮承上啟下的分級轉診功能?民眾能否信任並善加利用? M形化是否表示病人對中層醫院信心不足?而衛生署對醫療服務滿載的醫學中心制度規範是否有改善空間?都值得進一步研議。

這位百里奔波求醫的病人值得關注,個別事件也許一葉知秋,但是因就醫方便而作的自由選擇引發出連鎖效應,是當事人誤判當代醫療生態困境,未能珍惜已有資源的偶發事件,並非醫療亂象,不宜負面看待。

2013/09/16

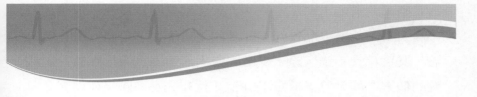

財務壓垮醫療

　　2014年度健保總額預算應該編多少？醫界與付費代表協商破裂後，交由衛生福利部裁定的結果是雙方「各讓一步」，但雙方都不滿意，溝通再度成為歪斜線，沒有共識已成常態。

　　消費者的觀點是社會景氣不佳，醫療支出卻逆勢成長，認為錢多無法提升醫療品質，消基會發表「醫界左手向健保要錢，右手放任急診關床」的觀點，被醫界認為是民間的「仇醫情結」，重重地打擊了醫護人員的士氣。

　　醫界認為臺灣走向高齡社會，急重難罕慢性病人增加，醫療支出成長是必然，不能「又要馬兒跑，又要馬兒不吃草」，而「無效醫療、過度醫療、防衛性醫療」各有複雜的社會背景因素，五大皆空與社會價值觀轉變密切相關，所以才有「環境不好會使好醫師想出走」的窘境。

　　有位管理大師講過一句名言：「心存慈善的非營利事業也需要財務管理」，這句話非常適合套用在臺灣的醫療生態與健保制度，因為當前健保局最頭痛的就是財務危機與上述的認知誤差，即病人以消費者自居而不願增加支出，而醫療提供者卻覺得資源短缺捉襟見肘。

　　臺灣的醫療水準好不好？大致與歐美同步發展，理應相差不多。臺灣的醫療品質好不好？如果以衛生署公布的滿意度來看，其實相當不錯，除了少數因醫病溝通不良而上媒體、上法院的個案之外。但臺灣醫療CP值，比起先進各國又如何呢？目前常被消費者掛在嘴邊的CP值有許多定義，常用的是成本績效指標，如果臺灣與美國的醫療水準與品質相差不多，那CP值差多少倍呢？

　　有一位旅居來臺的美國人給了一個相對數字，他因單邊髖關節壞死，正在考慮人工髖關節置換，因在兩國都沒有健保，他卻決定在臺灣開刀，因為在美國需花費三、四百萬臺幣，但臺灣只需要十五至二十萬臺幣，所以臺灣的人工髖關節置換CP值粗估起來是美國的二十倍。

　　當然，這個數字必須再經過生活物價指數、過程快樂指數、醫療信心指數與醫療支出占國民生產毛額比例來校正，因此只宜做質性參考，不宜量化引用。

　　如何解決醫療大崩壞的潛在危機應該從管理經濟與社會責任兩大方向一起思考，年度健保總額預算如何編列只是平衡思考後必須出現的結果，未來如何分配領域與如何管理監測？都是一門需要專業的大學問。醫界與病人都不需要真的去解答這項多元高次聯立方程式，但這都理應是醫療規劃與行政者的責任。醫界應該持續堅持專業素養與醫療品質，病人也應該了解醫療生態必須每個人共同愛惜，臺灣的醫療才能確保品質，不會被財務壓垮。

2013/10/14

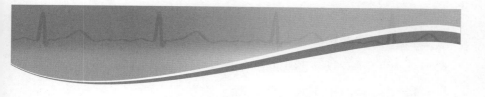

沉重的腳步

　　臺灣每年都會發生年輕醫師非預期死亡的事件，有些是意外猝死，有些是自我傷害，雖然仔細探究後其背後都有很複雜的成因，然而壓力都是不可忽略的共同關鍵因素之一。

　　醫療工作有比其他各行業競爭激烈的專業工作壓力更大嗎？可以先從工作時間來比較分析。

　　臺灣勞基法規定的工時是每日不得超過8小時，每二周不得超過84小時，即使特殊勞資協調下每周仍不得超過48小時，每日不得延長至超過12小時，每個月加班不得超過46小時，而且每連續工作4小時至少應有30分鐘之休息。

　　筆者在三十年前擔任住院醫師時，每月曾值班最多達20班，加上正常上班時間，每周的平均工時長達120小時。現在的住院醫師雖然每月值班已減至8至10班，但因配合晨會而提早上班及因責任制照顧病人而延遲下班的情況仍是常態，每周的平均工時仍因科別不同而介於80至90小時之間。

　　外科系醫師在開刀日待在手術房的時間經常超過12個小時，一個便當頂多5分鐘就必須吃完，而因為手術當中必須聚精

會神否則便容易出錯，值班日後隔天也必須繼續上班，所以許多醫師長期處於精疲力竭的狀態，回到家後，襪子才脫一半便呼呼大睡的例子似乎也普遍到不是笑話。

除了披著白袍正式工作之餘，醫者還需要承受因病情不穩定而產生內心的憂慮與外在來自家屬的責難，需要完成醫院因評鑑而規定的訓練、會議、教育學程及品管指標，準備各種專業的研究與學術報告，並且因為必須配合達成各種管理指標而負擔更多的額外文書工作。

因此，在醫院裡醫護人員的腳步往往是匆促而沉重的，而臉上多是疲倦而無力回應日常招呼的表情，但面對病人的自信樂觀卻不能只是面具，相信所有醫護同仁的家人一定格外刻骨銘心與心痛不已。然而，醫師仍被排除在勞基法之外，雖有圍繞在醫療責任制的各種說帖，但其辛勞與付出若未能得到社會的諒解，甚至不斷地被污名化，相信這也是醫護出走與五大皆空的心理背景之一。

其實，沒有人會否認適度的壓力是醫者進步的必要動力，但過度與不當的壓力卻一定是意外與悲劇的主因。醫護的內在壓力應自行抒解，但外加的壓力卻有賴行政決策者與社會大眾的協助解除，當醫院不再有許多沉重的腳步，受益的當然是病人與社會。

2013/10/28

質疑與挑戰的時代

　　每一個時代都有其特色，21世紀盛行質疑與挑戰，醫界也不能倖免。

　　信任與服從是太平盛世的特色，病人與社會對醫者的「良知、尊嚴、榮譽」絕不會質疑，相信醫者必能以最慈悲真摯的愛心，提供最專業精緻的醫療。以病人的福祉為首要顧念，鞠躬盡瘁死而後已。

　　史懷哲終身奉獻於黑暗大陸，一輩子沒發表過專業醫學研究論文，但是從來沒有人懷疑他的醫術。蘭大衛夫妻與父子終身奉獻給臺灣民眾，一輩子沒有任何醫學學術桂冠，也從來沒有人指責「切膚之愛」在醫學上的不合專業認知，只會為了他們捨身治病而衷心感動。

　　那個時代，曾經不在乎學問的高低，只在乎心靈的遠近。那時候，老師不必在課堂上講任何大道理，似乎公道真理就在人心，「天何言哉，四時行焉，草木生焉」。

　　但時代改變了，似乎是累積了若干令人心痛的案例，也似乎像溫水煮青蛙，信任消失了，取代的是質疑。

　　病人質疑醫師的是，是否仍然「病之所欲，常在我心」？

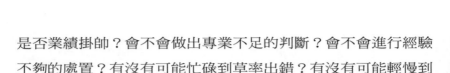

是否業績掛帥？會不會做出專業不足的判斷？會不會進行經驗不夠的處置？有沒有可能忙碌到草率出錯？有沒有可能輕慢到疏忽過失？

　　因為醫療生態變差，醫師養成教育延長，生活品質取代奉獻意義成為選科的優先價值，因此醫學教育開始重視醫學倫理人文素養教育，然而，如果苦口婆心的前輩典範也開始受到後輩學子的質疑，那又是個如何的時代？臺灣醫界的未來又會如何？

　　有位中生代醫者發表務實倫理需重視良知榮譽的言論，立刻被尊為「醫界大老」，帶著反諷的味道，意思近似「天龍國」。有位資深醫者主張診療應以最直接最傳統醫療技巧「詳問病史以建立假設，落實理學檢查以邏輯推斷」，則被譏為食古不化，不知當代醫者輕易被告的醫者痛苦，甚至諷為不食人間煙火。

　　另一位資深醫界典範，在回憶臺灣醫療發展歷史的文章裡順便臧否古今，建議年輕醫師不要怕吃苦，才能得到最堅實的訓練，但其中一句「不要相信過勞死」，扯上醫師該不該納入勞基法的敏感議題，也受到後輩醫師的反彈與抗議。

　　其實，醫學真的是一項最需要奉獻心意與行動的行業，入行前必須想清楚才能吃苦，習醫後也必然才能做出犧牲奉獻。堅持理想是苦口婆心，務實生活是人性依歸，在充滿質疑與挑戰的時代，沒有任何的說法是絕對真理，就只好讓崇高的心靈良知當作醫學人生的嚮導了。

2013/11/11

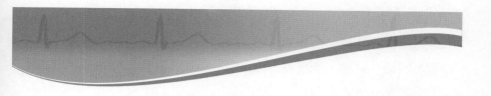

身不由己

　　病人常以為醫者掌握知識及威權的優勢，其實第一線的臨床醫師雖然有專業診斷與治療的決策權，卻仍有許多身不由己之苦衷。

　　在整個醫療制度設計中，臺灣民眾最不了解的是存在著代理問題，往往成為溝通不良的主因。國民繳稅給政府，政府不親自提供醫療，卻透過衛生福利部制訂政策，由健保局來推動醫療制度，這是第一層代理問題。民眾與健保局的利益不同，所以健保局可以虧錢甚至為負債面臨倒閉，但健保局自認是執行國家政策，優渥年終獎金領得理所當然，此其故也。

　　健保局以給付制度委託各層級醫療院所照顧民眾，院所的經營者與國民的利益不同，這是第二層代理問題。醫院再利用薪水及獎金制度委託聘請醫師照顧病人，這是第三層代理問題。

　　以任何企業經營而言，一層代理問題就會造成困擾，何況有三層？

　　因此第一線的臨床醫師為何身不由己呢？代理問題告訴我們，有些是來自衛福部政策的限制，有些是健保局的給付及審

核制度限制，有些則是醫院為財務管理的策略限制。

　　例如股骨頭骨折後要以雙極的半人工髖關節置換，曾有80歲為上限的規定，或許決策者認為80歲以上的銀髮族活動力很差，認為不需要而設限。沒想到一個活動力很好還在騎重機88歲老翁受傷後一樣被限制，才令要幫他申請的醫師忍不住寫出「年齡不是原罪」訴諸輿論來捍衛該病人的權益。

　　健保的給付標準是許多專科與次專科協商後的結果，其實仍有許多不公平的地方。例如，有些次專科的手術即便是非常順利，但依目前DRG的給付辦法卻仍然輕易地醫療成本高於健保給付，在若干重績效的醫院，這些次專科醫師就可能承受壓力。有些手術植入物已隨科技而有更佳產品，但是健保尚未納入給付，導致病人必須自費，而自費衛材使用規定往往防弊重於興利，讓醫者在判斷與建議醫療選擇上陷入理想與現實的兩難。

　　健保的互審制度有極高的防弊評價，但是醫界對於必要醫療項目的認知常有差異，則有些檢查或藥物基於認知不同而被不合理核刪，健保還要擴大倍數核減醫院給付，試想這會不會影響下次醫者執行醫療時的選擇意願？

　　曾有有醫界領導人說：「最正確的醫療就是最省錢的醫療」，真的非常正確。至於第一線的醫師應該會認同「最符合專業與良知的醫療就是正確的醫療，也是最應該被採用的醫療」，但在代理問題下往往理想與現實之間會產生落差。醫者或許常因而會落入身不由己的兩難，但仍應不忘習醫初衷，為所當為，或許就不至於會感嘆醫者難為。

2013/11/25

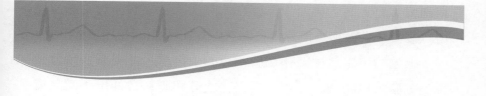

醫療深陷結果論

　　醫學的核心價值是敬畏生命，以生命的神聖性為出發點，利用醫學的專業診療為主幹，並以「利益病人、切勿傷害、公平正義及病人自主」為醫學倫理四大原則，醫病攜手共同對抗疾病及意外，謀取生命的永續及幸福。

　　大部分的疾病與意外對病人而言都是晴天霹靂，除了疼痛不適與虛弱失能，有更多的恐懼與不安，因此對醫者有高度殷盼期待與情緒寄託。

　　而所有的醫者在漫長的醫學學習過程中，不斷地被教導著在專業知識與技能之外，必須在心態上有全力奉獻的決心並宣誓捍衛醫者的「良知、榮譽、責任與尊嚴」，並必須將心比心地「治療部分疾病、解除大部分苦痛並讓病人永遠得到寬慰」。

　　然而人體的奇妙、複雜與不可預期性，遠遠超過任何基礎科學與應用科學的認知，不像數學、化學、物理有一定的公式與標準答案，也超過建築、土木、機械、資訊工程理論與實際的落差。同樣的藥物用在相同病情的不同病人，結果卻可能大

相逕庭，有人因治癒而大為滿意，有人因減輕病情而不滿意但可以接受，有人卻不但無效反而有輕重不等的副作用。

上述的不確定性，存在於所有的生物界，亞里斯多德就曾說：「農夫以相同的土壤、陽光、水分與肥料會種出不同品質的蕃茄，老師以相同的愛心、時間、教材與關懷也會教出優劣高下的學生。」但是不好吃的蕃茄不會向農夫投訴，不學好的學生不會向老師抗議，但如果病人與家屬會以結果論來要求醫療，則醫療生態的醫病互動關係是否因而將持續惡化？實在令人擔心。

當然，所謂的醫療差異與不確定性，並非全然只在病人端，醫療的專業能力素養與病情警覺應變都是重要的因素，後者也正是醫界長久以來就以醫療品質與病人安全的面向持續提升並監測的重點。倘若以不順利醫療的結果論來否定醫者個人與醫療制度，都非廣大民眾與醫界全體之福。

但近來以結果論來將負面情緒轉嫁醫界甚至訴以刑責的個案愈來愈多，實在令人擔憂。舉例而言，一位民意代表因為自己的父親病情未見好轉，想到透過非體制的電話要求而被依法拒絕後，以孝順為藉口而對護理人員施以暴力，這算不算是一種藉口道德的傲慢與暴力呢？

新生嬰兒的身體生理尚未穩定，青壯年藏有未發生症狀的危險疾病，樂齡族的有合乎生理的衰弱老化，當突發狀況而醫者卻無力回天，豈能以結果論遽下醫療過程是否有缺失的定論。

　　生命是神聖的，情感是複雜的，醫療是專業的，醫學倫理是多元的，醫療結果是不可預期的，醫者應該永不止息地提升專業素養與核心能力，若病人也能在心情與認知上與醫者並肩同心，或許才是眾生之福。

2013/12/09

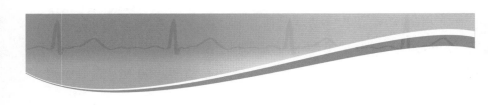

醫師的忙碌假期

　　醫師的工時到底平均有多久？該不該納入勞基法的規範？這已經有許多的討論，卻沒有定論。然而，醫師的假期是否忙碌？是否真的能夠休息，也是個值得討論的議題。

　　以住院醫師而言，假期輪值是一定要的，值完班後，若還有假期，則補眠休息是最高的享受。睡飽才有力氣努力準備部門的經常性晨會報告，例如急診開刀、個案討論、書報閱讀及異常報告等，因為這都是住院醫師的基本作業。

　　住院醫師訓練也都是利用假期，因為當前的專科醫師訓練過程是採用學分認證制，若拿不到足夠的學會訓練學分，就連筆試口試資格都沒有。因此，專科醫學會的一年兩次學術討論會就一定得註冊參加，接下來還有次專科醫學會的學術討論會與訓練課程，通常是一年四次。以骨科專科而言，關節重建、運動醫學、手外科、肩關節、足踝關節、脊椎外科、小兒骨科等醫學會，雖不必每次都參加，但是在主治醫師指導下參加研究、報告論文，或參加「住院醫師訓練課程」，則絕對是重頭戲。當然專科醫師考試也絕對是在假日舉行的。

　　有些科部會利用星期六上午固定來個特別演講，一來加強學術訓練，一來確保每位醫師會在假日探視病人。有的醫院會利用假日來特別訓練，例如高級心臟救命術（ACLS）的訓練認證（2天）與再認證（1天），只有極少數的醫院體諒醫師休息時間太少，會安排高級心臟救命術在平常日做訓練。

　　完成住院醫師訓練，當上主治醫師應該好過些了吧！或許值班的班數減少了，但是假日仍然難得休息。因為，次專科對住院醫師而言是選擇性參加，對主治醫師，尤其是年輕尚未定位的主治醫師而言，努力參加會議以吸收新知，並加強訓練以便得到認可是很重要的專業成長。再以骨科而言，除了上述次專科，或許還要參加骨科研究、醫學工程、生物力學與骨科生物力學等跨領域醫學研究學會。

　　如果再進階，就還要參加國際醫學會，例如骨科專科的美國醫學會、骨科研究學會、步態分析學會、世界骨創傷學會、亞太骨科醫學會等，加上屬於次專科的北美、南美、歐洲、亞太或國際聯盟的各種醫學會議，真是洋洋灑灑不可勝數。

　　所以下列的故事，不是笑話而是常態。醫師爸爸回家時小孩已經睡著了，隔天上班時小孩尚未起床，受命去哄小朋友睡覺時比小孩先睡著，或承諾家人一起出遊，結果一再地因為突發事件而延期。至於醫師媽媽，當然更辛苦，女醫師的忙碌與辛酸比起男醫師更是有過之而無不及。

　　其實，醫師很少公開抱怨假期少，工時長。醫師雖然忙碌，卻也相信努力與忙碌都是有意義的，是有助於拯救生命

的。然而，醫師需要醫療制度的制訂者把人不該過勞放在心上，因為醫師也是人，也需要休息，而減少醫師過勞就是減少醫療意外。這一點，與其他受勞基法規範的所有其他行業沒有任何不同。

2015/02/16

習成良醫之前的修練三踏階

　　開學伊始，新生為校園帶來新氣息，醫學院出現許多壯志凌雲的醫界新兵。

　　值得一提的是，今年有位醫學系新生接受媒體採訪時表示因為曾遭遇不滿意的醫療過程而立志習醫，引發許多不同想法的討論，包括立志與成功之間的距離遠近。相信立志是修練的開始，因為「習成良醫之前，必先成功作人」，但如何才能成功作人？謹以如何立志與修練三踏階作為給大學新鮮人的建議。

　　首先，應思考自己的人生定位為何？在未來的大學生涯裡，應不斷自省人生觀、人生意義與價值觀為何？在此前提下，想學什麼？該作什麼？甚至開始思考及計畫於當下、5年、10年或20年後，會期望自己成為怎樣的人？

　　接著，建議在大學生涯中，若要能踏實學習與紮根成長，則必須先具備「五個基本功」，這是第一個修練踏階，包括「大方向、小細節、學專業、樂活動與修人際」，筆者曾經對「五個基本功」內涵另文說明，在此不再贅述。

　　第二個修練踏階是五種人生管理能力，包括對「健康、時間、風險、挫折、價值與道德」的管理要經過思考判斷，並經常驗證修正作為。

　　健康是一切作為的根本條件，健康有「心理、生理、群己」的三大面向，大學新鮮人應該從生活經驗中得到心靈的力量，從生活習慣、飲食及運動得到身體的健康，並從參加活動中去體會利他、互助、團隊、奉獻、扶持與伙伴的快樂與力量，這都是健康管理的真諦。

　　大學生要唸書、參加活動還要交朋友，最大的問題是野心太大而時間太少，因此把時間適切規劃好與心情調整快，就是很必要的訓練功課。

　　大學生涉世未深，不知世事難測，常有意外風險。例如曾有大學好朋友五人相約騎三輛機車以24小時環島跨年，沒想到在清晨輪到單騎者卻因恍神而出意外，就是疏忽午夜單騎的潛在危險，因此風險管理一點都馬虎不得。

　　人生不得意者十常八九，大學是接軌社會的過度期，不論是課業、朋友、異性、社團或各種人生考驗都會逐漸出現，因此遇到挫折是難免的，如何面對挫折與正向思維就是每位年輕人都需要修練的重要課題。

　　臺灣困境是價值錯亂與道德淪喪，充滿理想的學生遇到現實的碰撞時，過去的思維體系將會因受考驗而重整，所以非得經常價值反思與道德判斷不可。

　　第三個修練踏階是尋找典範，不光是學校專業典範，也需

要社會人生典範，因為可以從典範身上學到他的藍海策略、眼光格局、心胸氣度、待人處世及哲理啟發。萬一自己有疑惑之時也有個目標可以模仿學習，甚至登門請益，如此一定可以減少年輕人偶而鑽入牛角尖卻走不出來的困境。

　　當然，修練三踏階的建議不只針對醫界新兵，也是獻給所有的大學新鮮人。世界雖廣，天涯若比鄰。人生雖長，行遠必自邇。大學生涯絕對樂趣無窮，大學新鮮人興奮之餘也要踏穩腳步，何妨把開啟人生的修練三踏階放在心頭呢？

2015/09/21

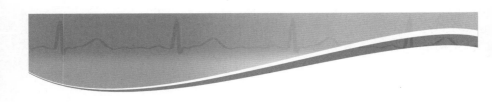

白袍典禮的聯想

醫學生在接受通識博雅教育兩年與基礎醫學兩年之後，就會開始學習臨床醫學的應用實務，此時在醫院裡實習的老師就不只是醫師，還包括病人，所以必須開始穿上繡有姓名的白袍，因此在這個階段舉辦白袍典禮來進行授袍儀式，近20年來已經逐漸成為臺灣的醫學院最莊嚴神聖的傳統之一。

白袍典禮中可以感受到同學的興奮與家長的驕傲，當然邀請德高望重的典範醫師來做現身說法與殷切叮嚀，更是白袍典禮的重頭戲。即使筆者當年求學並沒有接受前輩授袍的榮幸，每一年以老師的身分參加時，仍會忍不住思考這嚴肅的典禮對醫學生在成長為獨當一面的醫師過程中造成的影響與改變為何？未來他們還會記得這份感動與前輩叮嚀嗎？因此每一年都有不同的聯想。

今年被邀請出席時突然特別有感，是從賴其萬教授在《白袍：一位哈佛醫學生的歷練》的一句評語「在普通人與醫師角色轉換游移」中，聯想到一位被體檢驗退的瘦弱書生是如何變成「美國隊長」的傳奇故事與關鍵條件。

　　首先，當事人必須有願意犧牲奉獻並且對理念堅定不移的決心。主角雖然體弱多病，卻有強烈的正義感想要打擊惡霸。這心理素質就如同醫師面對疾病的艱苦挑戰時，不論是2003年SARS、2013年H7N9流感或2015年第二型登革熱的疫情，雖在疫情開始落居下風，卻仍然需要不屈不撓堅忍求勝的毅力相同。當主角在暗巷不斷地被擊倒時，救他的好朋友巴奇問他力不如人時為何仍不討饒，他說放棄只會導致永遠無法翻身，這正是醫界與疾病搏鬥的精神。

　　其次，要有正確的志向與理念。改造主角成為美國隊長的亞拉伯罕博士在關鍵時刻問他：「是不是想殺幾個敵人？」而主角的回答是：「不是為了殺人，是為了希望殘酷的戰爭不要造成無辜的死亡。」這個出發為愛的心靈層次高於博士的問題期望，這或許就是他通過初步篩選的主因。

　　接下來要有智慧，當受訓的優秀勇士們沒有人可以爬上塗滿牛油的旗竿時，只有他懂得鬆掉螺絲並弄倒旗竿，不費吹灰之力取得旗幟。也必須具備道德勇氣，因為當眾人爭相躲避手榴彈時，只有他撲向手榴彈打算以犧牲自己換取大家的安全。博士評論說他自知瘦弱而尊重力量的價值，願以力量來保護弱者而非己用。這些不正都是前輩呼籲醫學生在白袍宣誓時所應重視的人格特質嗎？

　　因此，白袍就好像是「變成超級士兵的血清」，但也莫忘粹煉的過程雖是艱困，卻是必要的。即使是在轉換過程曾因超越體能極限而痛苦萬分，若非仍能咬牙堅持地接受考驗，瘦弱

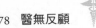

書生也不會蛻變成拯救世界的美國英雄，而用來類比的是，醫學生也不會成為受到病人信賴的醫師。

　　當然美國英雄只是電影，而臺灣醫師不是美國英雄，醫界也不需要英雄。但此文的動機是，或許醫學生可以從嚴肅的諄諄教誨中聯想到跨領域的心靈啟發，並從內心的感動中得到努力的動力。謹此為初披白袍的醫學生打氣加油。

2015/10/12

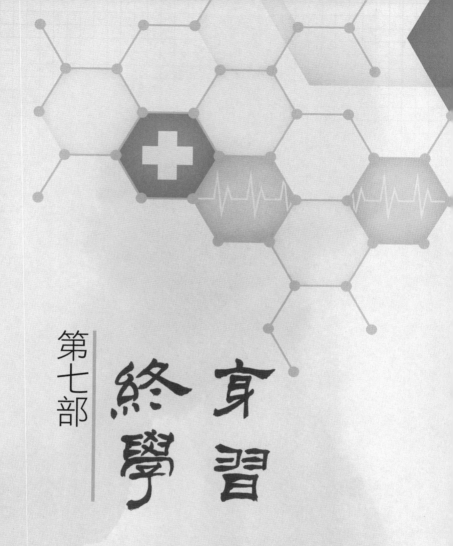

第七部 終學身習

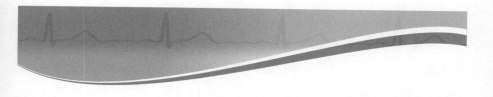

捍衛醫德需要道德勇氣

　　社會提到「醫德」議題時，通常是在某些醫療糾紛事件中質疑醫師是否缺乏醫德。但是醫德議題錯綜複雜，醫德也不應該是醫師的原罪。想要捍衛醫師的形象、榮譽與尊嚴，就必須對醫德議題深入反省檢討，否則依照破窗理論或骨牌效應，「君子惡居下游，（以免）天下之惡皆歸焉」，當醫界與社會失去信任，醫療生態亦隨之瓦解。

　　社會之所以認為醫德是醫師的原罪，是因為醫師在臺灣社會的傳統認知中是菁英，在醫療行為中居於知識、資訊及決策的優勢，所以在醫病關係破裂是應負絕大的責任。

　　這種想法有一個很大的盲點，就是臺灣醫療生態的複雜性。醫病關係的第三者已不再是傳統所知的親友家屬與熱心人士，而是複雜地包括主管衛生政策的政府部門（衛生署）、主管醫療行政及財務管理分配的健保單位、受健保委託卻管理醫療工作者的醫療院所、各種私人保險與公立福利（殘障及殘廢補助）單位，再加上其他熱心的醫療體制內外改革機構，在臺灣的民主人權與挑戰權威成為主流價值時，在許多決策時形成

很微妙的互動，對醫療行為也有宰割影響的效果。

例如在過去報載軍官意外死亡而遺孀要求死後取精時，或在五親等表哥願意捐肝給因急性肝炎陷入昏迷的大學講師時，並非醫師不通人情或缺乏醫德而拒絕，而是愛心無法超越法律，醫師無法讓病患家屬的愛心意願無限上綱。

健保財務有危機，是社會願意繳納的健保費與心中期望的醫療品質成本有落差。為了財務不破產，就發展出一些以研究為基礎的改革方案，如限制特殊昂貴用藥，或以年齡限制衛材使用資格。當病患提出要求而不可得時，也不是醫師的醫德出了問題。

醫療院所為了兼顧核心價值與財務管理也有許多對策及內規，病患掛不到門診不完全是醫師的責任，需要開刀但找病房時一波三折也不是醫師所能左右，在某些特定時間時醫學中心的急診人滿為患，更不是醫師的倫理道德出現問題。

有時保險或福利機構要求病患找醫師出具的「殘障或殘廢」判定用語，有時其實與病患的實際病情有落差，未必能夠皆大歡喜。

因為個人體質不同，相同的治療未必能夠得到相同的醫療效果，這是醫療的不確定性，所以並不是每個醫療過程中出現的「併發症、後遺症或副作用」，都是「應注意而未注意」的醫療疏失，而缺少醫德的指責經常成為醫病關係不佳爭執時的代名詞。

然而，醫師不能因上述的複雜性而否認應該經常做醫德議

題思省的重要性，把病患期望的醫德當作是十字架，把醫學倫理教育當作是營養學分，而拒絕其在心態上隨時代要求而適度調整與提升。

　　而醫師若要捍衛醫德時，從認知到行動，更需要的是反省力量與道德勇氣，否則無法獨排眾議，做出符合醫學專業判斷但承受外界壓力的正確診斷決策與治療行動。

　　結論是，為了不要讓臺灣的醫療生態因信任瓦解而逐漸崩潰，醫師必須以更多的決心與愛心來思省，並以道德勇氣來討論並捍衛醫德議題，但「皮之不存，毛將焉附」，該有這項認知的，難道不包括社會大眾嗎？

2008/01/13

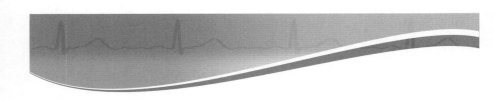

所見皆所思

　　在一個醫院臨床科部晨會的病例討論會中，報告的住院醫師忽略了病人的若干背景細節，當被進一步詢問時卻回答得十分模糊，甚至有若干錯誤。其實問題的答案都呈現在他的書面報告資料裡，只是或許報告者太緊張了，或許沒有認真思考，所以有看沒有見。

　　其實，資料的存在是客觀的事實，看得見資料是眼睛的功能，能夠認知所接收的訊息是腦部的淺層功能，至於能思考訊息的重要性並主動追蹤資訊的存在則是腦的深層功能，所以「在、見、知、思」是四個認知領域的層次。

　　迪卡兒最令人稱頌的名言是「我思故我在」，強調人的存在意義在於思想，以邏輯而言人的思想是存在的充分條件，不存在是因為沒有思想，所以世人稱讚迪卡兒是「以懷疑來求證知識」的理性主義者，也有人認為他是主張追求知識確實性的哲學家，也有人驚嘆他為知識大廈找到一個不可動搖的阿基米德點。

　　有位心理學家把這句名言微修成「我在我所思」，強調在

生命的意義與存在的價值，是依賴反省思維與自我肯定而存在的，著眼立場與迪卡兒略有不同，但是都有發人深省的意涵。

上述的名言，是努力聯結兩個極端認知領域的思與在，而把注意力放在中間認知層次的名言是哥德的「我見我所知」，強調若是對存在一無所知，必然視而不見，因此理應增廣見聞，提升知的水準，以便「博聞天下事，精研大哉問」。

不過，知識要求精，還是得靠深思。否則知識瀚浩，缺乏思考就無法判斷知識的相對重要性，則把精力浪費在無用之學也是惘然。而要精耕深入，就必須不斷苦思突破，否則反覆碰壁也終於徒勞無功。

因此，主張「所見皆所思」的目的，是在鼓勵醫者應該在精研醫術的過程中，要努力加強思考訓練，除了利用批判思考來提升判斷能力，還需要以敏銳思考來增進對重要資料的敏感度，更需要以反省思考來突破畫地自限的盲點，讓思考引導認知，眼光必然敏銳。

當然，醫學需要終身學習的，若初學者無法立刻吸收資訊，或不能反覆審視病情的隱微細節，都是醫者合理的成長過程。因此，醫者宜以今日之我向昨日之我挑戰，為了所見所知，必須要不斷訓練思考，當我見我所思，所思皆可見之時，也是醫術精進之日了。

2011/04/10

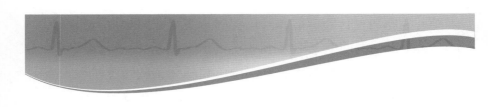

逆境哲學與正向心理

在醫學教育中值得老師引以為豪的固然是亮眼傑出終至有成的年輕醫者，然而卻也有差一點被自己及別人放棄而勉強畢業的醫學生，在出社會後卻能克服困難成為身心健全而且能特別體諒別人的例子，還是為師者的驕傲。

所以人生困難的挑戰並非在諸事如意時「莫使金樽空對月」似地盡歡，而是在山窮水盡疑無路時仍能堅守信心並努力到底，終能「柳暗花明又一村」，後者是克服困難挫折的心靈力量，別名是逆境哲學，基礎是正向心理。

成大醫學院行為醫學研究所郭乃文副教授曾以「與大腦交會的正向心理學」為專題與成大一群傑出的導師分享樂為人師的經驗，其目標是以輕鬆的方式討論今日科學對增進心理能力和幸福感的啟發與貢獻，提升對正向心理力量的自我覺察與監控，建立擺脫負向情緒所改變的動機和信念，累積創造真正快樂感受的長期功力，以進行正向教育的功能。

根據近年來對憂鬱指數與實際病例的研究，憂鬱症可能是21世紀最值得重視的疾病之一，而如此演變的原因很多，但現

代人的生命歷程逐漸偏向被動與外控是不可忽視的原因。當主動與內控的自我成長歷程不存在，則在面對許多考驗的成長就很容易失去平衡，繼而失去快樂。

　　心理學家研究人類追求幸福快樂成長的演化方向，可以經過很多管道，包括行動、價值判斷、思考與成就經驗等，不外乎是大腦預備系統的兩種運作，包括從經驗期待或需依賴經驗的訊息倉。前者是人類基因共享的，是本能，而後者則受認知發展影響，是後天的。

　　而從演化的角度來看，人類大腦對「環境的威脅訊息」是比較敏感的，因此逆向思考以求自保的擔憂是原始的與必然的，但缺點是容易因而陷入不易自拔的負向情緒。解決之道，唯有以經驗學習檢驗這些負向情緒，並且增加放大正向感受，才能在感知、記憶、表達與行為中得到良性循環，進而在遇到挑戰與挫折時，產生解決問題的企圖心，並找出適當的方法正面迎接並克服挑戰。

　　簡言之，相信「成功者找到方法」與「態度決定高度」不只是要自我感覺良好，而是必須以自我覺察與領悟建立心靈力量的美德與長處，進而克服困難，開創幸福。

2011/04/24

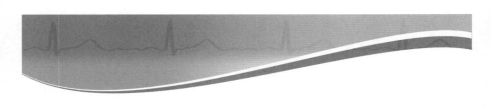

鐘鼎山林各天性

　　臺灣的社會主流價值號稱多元，在現實上是否距離多元價值仍有很大的落差呢？在醫學生態上有些例子可以做為思辨的參考。

　　今年繁星合併推甄，醫學系名額大開，放榜之後，各高中各地區推崇學生菁英表現傑出光宗耀祖的報導，一如往常的熱烈與激情，在這許多的故事背後，卻有許多思省的議題。

　　有一個私立醫學院醫學系，抱怨好不容易經過面談錄取後的學生卻有一半以上放棄報到，分析原因是有些學生同時考上「排名較高」的國立醫學系，也有的同時考上「資源較多」的國立牙醫學系。捨低就高是人之天性，然而在考試制度上允許同一位學生同時報考多個醫學系，再來放棄造成缺額，最後把缺額還給學測，則是否制度設計不當呢？面談意義打折了呢？

　　而考生為了保險起見，報考多個醫學系，是否代表對學校的優劣特性未曾思考，只求考上，再來選遇而安呢？而臺灣醫學教育評鑑委員會（TMAC）辛苦評鑑後所提供給社會各界參考的努力是否白費了呢？

　　醫學與牙醫學都是很需要奉獻的崇高志業，但專長特性不

同，學生卻在其間游移，但求當醫生的企圖不可言喻，但是否也反應社會所謂多元價值，其實並未形成氣候呢？

即使每年考入醫學系的學生共有一千三百位，但有多少真正完成學業？完成學業者有多少真心覺得醫學是「崇高、辛苦而快樂」的志業呢？有多少因而在領到醫師證書後，立刻轉行作其他自己喜歡的工作呢？而勉強自己留在醫療工作的，其人生意義又是如何呢？

目前已經棄醫從文的暢銷作家侯文詠先生曾來成大，在學生論壇中以大師身分分享「成者能云，創作築世」的經驗，他一直強調任何的創作與人生相同，就是必須誠實，誠實面對自己的內心，誠實地記錄真正的認知，才是創作的基石。

在滿場對侯文詠先生讚許與欽慕中的提問單中，有一位醫學生提出了一個不同的見解，質疑侯先生棄醫從文而成功並自得其樂的例子，是否會使許多逼迫子女成績優異卻志不在醫而填寫醫學志願的家長，多了一道「即使先學醫也可未來兼顧其他興趣」的說帖？

上述說帖的盲點在於，或許學醫真的不代表必須拋棄其他的才能與興趣，卻不代表並非志趣也適合學醫。因為醫學這條路很辛苦，但其價值與意義在於能夠體會辛苦救人的快樂而願意終身奉獻。

因此，該教育的或許不是高中生，而是家長，而是社會。鐘鼎山林各天性，先誠實面對自己的天性與志願，才不會走錯行，才不會扭曲生命的意義與價值。

2011/05/22

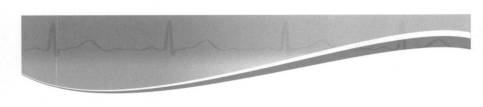

用功才能成功

　　有一位非醫學相關的研究生問了一個很有趣的問題，他質疑經過激烈的入學競爭後，脫穎而出的醫學生能否全部成為優秀的醫師，而醫界是否需要如此聰明才智等級的學生進入醫界？

　　不幸的是，這兩個簡單的問題都沒有簡單的答案。

　　臺灣的醫師人力與每年應招收醫學生人數都是經過許多專家精心規劃的，但名額再如何變動，醫學仍然是競爭激烈的窄門。究其原因，臺灣社會把醫師當作青年學子考試成績優良後的榮譽與獎賞，有其上百年歷史的背景因素，也不會輕易被最近醫療生態環境的逆境所改變。

　　其次，無論是過去的一試定終身，或現在的兩階段入學方式，只要是上述條件沒有改變，一定會有若干不達目的絕不終止的家長期望學生發憤努力進入醫界，包括境內一試再試，或尋求境外管道。

　　第三，上述的入學方式，也只能考驗出年輕人在某一年齡層的特殊應對能力，但考試的表現可以用反覆的練習勤能補拙，專注與決心可能提升應試的穩定度，因此目前的選才制度

無論是依據絕對分數或等第級分，應該不能代表一輩子的能力。

當下被期待的配套是選擇通過一定標準成為人才庫後，再來依照個性志趣或待人接物的素養與能力來面談甄試，後者雖然在核心價值與決策方向上正確，不過因為面談老師的人才培育與客觀標準仍未成熟，不能否認地，經過面談甄試後，優秀的遺珠之憾與僥倖的金榜題名似乎仍然存在。

這些千錘百鍊的菁英進入醫學生涯，有多少成為社會所期望的良醫？有多少在財務現實與奉獻理想中失去平衡，甚至迷失呢？有數據可以證明上述兩種入學選才的方式分得出優劣嗎？看來目前尚未出現完全令人信服的證據，雖然在理論上，每個人都相信面談甄試方式應該具有優勢。

許多同仁表示從擔任臨床醫學教育者的經驗來看，實在分辨不出考試分發或甄試入學的醫學生表現有何不同，甚至除少數個案外也看不出兩類學生應有的個性特質差異。但唯一可以共同確信的心得是，不論當初的入學方式為何？滿足了哪些基本條件門檻，醫學生在入學之後仍然虛懷若谷、認真用功並不斷自我要求以期多元成長的，在成為良醫這條路的成功機率較高。

因此，對上述兩個簡單問題提不出標準答案是可以不必大驚小怪的，因為透過這兩種入學方式的醫學生都知道應該兼顧才智與志趣，所以醫學選才制度雖有瑕疵，但仍符合公平正義的基本社會期望。但論及培育良醫，用功才能成功，這不是預期，而是存在的事實。

2011/06/12

鞠躬盡瘁未必積勞成疾

　　近年社會型態丕變，工作負荷巨大，而人權意識加強，許多職場猝死案件陸續被大幅報導，動輒以「過勞死」稱之，若涉及制度則有「血汗工廠」的稱謂。

　　而由於實習醫師在值班後隔天猝死引發討論，以醫師與護理師為主的醫療同仁「過勞與否」也成了主流議題，網路可以搜尋到兩百萬筆以上「血汗醫院」的報導。

　　成大醫院職業及環境醫學部的郭浩然主任曾指出社會有三個不完全正確的認知，包括過度勞累引發不明原因猝死不一定是「過勞死」，超時工作不等於「過勞」，以及「過勞」並不侷限於超時工作。

　　實質上過勞的定義既是職業醫學的專業議題，也是勞工保障的法律判決，包括有三個充要條件，即工作的確導致身心負荷過重，負荷證明為誘發疾病的直接或重要因素，而牽涉的目標疾病只包括腦血管及心臟的急性循環系統疾病。

　　所以超時工作可能是過勞的充分條件而非必要條件。根據筆者25年前擔任骨科住院醫師的經驗，每週待在醫院的上班、

值班與加班時間大約是120小時，而目前的骨科住院醫師粗估約90小時，雖減少了25%，但比起社會認知的兩週84小時合理工時，仍是超出兩倍甚多。

　　而就算是工時正常，但是日夜輪班的不正常生活，負擔照顧太多的病人，隨時面臨生死的工作壓力，及經常面對許多「急、重、難、罕」病例的兩難困境，也都是醫療同仁難以承受的心理壓力。

　　身心負荷過重，就會引發亞健康狀態，甚至因而生病，但其中因果的判定既是職業醫學專業，也需比照勞工法條規定，當個人立場主觀認定與專業法律僵化規定產生落差時，許多不幸事件的家屬很容易遭受二度傷害的挫折。

　　況且足以當作過勞的疾病只限循環系統，所以過去曾有同仁疑似因輻射線暴露過多而得到癌症，疑似忙碌導致生活不正常而得到急性肝炎，都不在過勞的認定範圍之內。

　　因此，醫療工作者絕對是過勞的高危險群，但是思考「血汗醫院」促成因素同時，不得不反省是否存在「血汗制度」？醫院應為醫療同仁的過勞負責，但醫院成為血汗的背景因素難道不是醫療制度的設計及健保給付的影響？

　　諸葛亮在「後出師表」有句膾炙人口的名言「鞠躬盡瘁，死而後已」，但鞠躬盡瘁，應避免積勞成疾，才不會「出師未捷身先死，常使英雄淚滿襟」。

2011/06/19

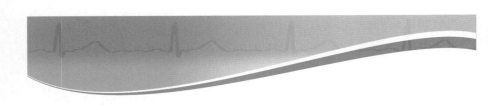

視病猶師

　　無論是在醫師群或是在病人間，每個人對醫病關係應如何定義都有不同的看法，彼此的差異還蠻大的。

　　但無論上述看法差異是否因為預設立場不同，醫病關係一定是互動的，也是微妙的，更是存在許多變數的。

　　每位醫師在接受醫學啟蒙教育時，就被教導過要「視病猶親」，但這句話在強調坦誠不修飾的現代人性主流價值裡，容易被認為是八股而虛偽的。試想，若把一診數十個病人都當作是父母親友，豈不關心則亂，而又置自己的親生父母於何處？！

　　務實一點的醫學教育者開始主張「視病猶朋」，因為朋友之間可以有情有義，可以真誠相待。即使用心聆聽，也必須閱讀人性。困難的是醫療資訊與決策關係不對等，益友萬一成為損友，還是令人覺得不夠貼切。

　　特別建議也可以「視病猶師」，但這不是創新，而是復古。威廉‧奧斯樂（William Osler）有句名言「病人是良師」，因為病人的疾病經常是典籍未見，而初入醫界的年輕的

醫師常在照顧病人的過程中認知醫者的意義。

　　但醫者明白從病人及其疾病可以學習成長，離有「視病猶師」的素養尚有一段距離。

　　當時是19、20世紀之交，建立在實證推論的現代醫學尚未成為氣候，有許多的醫療方式若以實證醫學的角度來檢視，其實不過是當時醫者的隨興之作，一直到具有思省力的奧斯樂才開始主張「病人是良師」，因為他明白「病人是人，會恐懼但又抱著希望，想尋求舒緩病情、協助治療及內心安寧」。若不了解並喜歡與病人接觸，則「可能是一流器官的診斷工具，卻很難成為醫師。」

　　在浩瀚的醫學領域裡，光靠專業知識卻不一定能夠成為判斷與治療的智慧，任何醫師的專業診療若沒有病人透過病情的改善做為成果，終歸只是醫學理論而言，而非醫療品質。為此，在「視病為友」之外加上一點尊敬，再添些史懷哲「敬畏生命」的中心思想，或許就可以建構出理應「視病猶師」的理論基礎。

　　或許，也會有醫者不認為需要把視病猶「親、友、師」的說法掛在核心價值或中心思想，但藉之而在醫學人生體會出「良知、尊嚴、榮譽」與「快樂」的醫者，或許還能會心一笑。

2011/06/26

培育有愛心的好醫師應雙管齊下

　　賴其萬教授於七月四日「自由廣場」發表「臺灣還可能培育有愛心的好醫師嗎？」一文，語重心長，立論懇切，感動之餘特予呼應。

　　賴文的主軸是臺灣應該以培育有愛心的好醫師為核心價值，這是目前以醫學院為主力的醫學教育正共同努力的目標，但這個理想卻受到現實社會的莫大考驗。

　　賴教授舉出了兩個理想與現實的對比。第一個例子是他參與同一所醫學大學的醫學生教學，上午的一年級生在參與醫學人文教育時充滿熱情、創意與感性，下午的五年級生則在參與醫病溝通教育時坦言「解釋清楚才不會被告」，表現出冷靜（應該還不算冷漠）、務實與卑微，令人不得不深思這差異出自那裡？

　　另一個對比是當醫學教育者努力在校園內全心全意推動以愛與關懷為出發點的醫師養成教育時，社會媒體卻似乎偏向選擇報導醫病衝突或甚至鼓吹仇醫心態的案例或言論，令人更不得不憂心忡忡。

　　賴教授提出的建言有二，一是期許媒體以正向態度持衡地報導醫療新聞，二是希望政府以堅定立場維護行醫安全及導正醫療糾紛。

　　相對於上述諤諤之言，社會對出現醫療爭議或醫學倫理事件時，每每以「教育失敗」，「醫界大老為何不站出來說話？」做為結論；事實上，這些忽略問題本質的思維方式，正是讓目前醫療生態逐漸惡化的原因之一。

　　在校園裡再如何以服務學習或生活體驗的方式來提升醫學生的愛心關懷，但他們在畢業進入醫學生涯後，第一線醫療工作所接觸的社會現實才是醫師終身學習的真實教材與關鍵因素。

　　所要呼應的是，如果社會認為培養良醫是核心價值，在理想與現實之間就不能有落差，在校園內外就不能有鴻溝，必須雙管齊下，包括對正在努力加強人文倫理的醫學教育予以掌聲鼓勵，及對不甚完備的醫療給付與配套措施持續改革。

　　尤其針對後者，呼籲政治人物不要以少數不法特例與特殊目的來打擊醫界榮譽與尊嚴，不要以少數違反倫理特例將所有現實財務缺憾單一歸因成醫界責任，應該努力釐清健保是保險或福利的正確定位及建立明確制度，應該分析現行醫療代理問題的弊病及提出解決之道，如此社會也來善盡培育良醫的社會責任，則醫療改革才有希望，而不是一再淪為口水。

2011/07/10

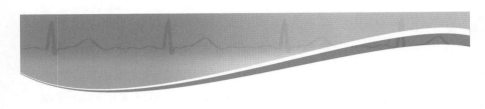

專業信心絕不傲慢

當醫師最大的痛苦，是偶爾聽到朋友批評某某同業傲慢，例如有位為照顧長輩而舉家搬回臺灣的留美朋友，為了孩子的健康問題去請教一位特殊疾病的專家，結果有了不愉快的經驗。

或許這位朋友追根究底的學術精神根深蒂固，或許對小孩的愛尤甚於己，導致對醫師專業的盲點深入探討得太辛辣，竟然產生爭執，結果他聽到的回應是「說了你也聽不懂」及「你們這些留洋學者太自以為了不起了」，最後一氣之下，舉家又搬回美國。

如果用一般人的角度來看，這種防衛性的攻擊回應就是傲慢，看不起別人，對人不尊重。用現在醫學教育的熱門術語來說，這位醫師的專業素養有待加強，而且關鍵不在專業核心能力，而是基本人文素養。

任何人都可能會產生傲慢的態度，「傲慢與偏見」這本小說的主角達西先生就是代表，他外表英俊，個性內斂高傲，看不起其他人趨炎附勢，也不習慣與人打交道，所以經常表現出

高高在上的姿態，因而引來不少毀謗聲。

　　達西先生對自己的形象並沒有自覺，反而自認曲高和寡，一直到被女主角伊莉莎白拒絕求婚，才開始反躬自省，終而發現自己缺點，改掉高傲的脾氣，並贏得美人的青睞。

　　在醫學這個必須終身學習的專業裡，因為必須克服許多的困難，經歷許多的考驗，所以在累積了許多知識、經驗、技術及智慧之後，專業信心必然油然而生。不過，若有醫病關係不佳，而且被病人認為有專業傲慢者，通常不是信心過度，而是信心極度不足。

　　這是因為專業信心必然是一種內在修練，也是一種基本素養，與專業的程度成密切正比，但專業成就只是充分條件，卻非必要關鍵。

　　曾見過同樣是成就很高的外科醫師，有的可以在開刀房很優雅地進行手術與教學，也有的必須在充滿壓力的氛圍裡不斷責罵助手學生。前者當然是示範出內在修練的真正意涵，而後者若是偶發則可能真的是助手不上進，但若反覆如此則表示內心充滿焦慮疑懼而產生信心不足的情緒失禁。

　　因此，可以推斷由日益增進的專業知能所產的信心是種內涵素養，因而可以引導出良性循環的醫病互動。反之，則可能是惡性循環的人際危機。因此，專業素養與內涵信心絕非來自傲慢的姿態，而是不斷的反思與自省。

2011/07/31

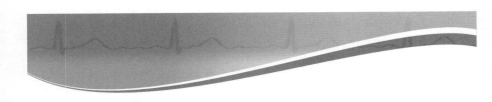

醫學人文需要呵護灌溉

　　醫學教育的核心價值在主張醫者必須在專業成長中兼顧人文，以便培育具有崇高利他的情操與素養。然而從實際的例子來看，醫學人文的花朵培植不易，破壞卻很容易，而且可惜。

　　曾撰文提及「衛教無價」，談到醫療有很多變數，專業知識只是基礎，智慧判斷才是關鍵。而衛教之所以寶貴，是因為許多病情說不定只要早期防治，則連吃藥挨刀都可以避免。有位朋友說他經歷了一次美好的醫療過程，正想去函感謝充分衛教並替他省去許多無效診療的醫師，沒想到還未來得及表示，就傳說該醫師的科主任職務已因科部醫療績效不佳而下臺鞠躬。所以用心衛教絕非毫無價值，但也有以上述事件傳來的雜音認為，倘若衛教在健保給付上被設計成一文不值，或在醫院經營績效上做不出貢獻，就會如同在鐵軌上很難開花結果。

　　再深入探討鐵軌何以難以開花的根由，曾聽說有病人在甲醫院內科檢查了心臟，初步認定需要手術治療，但同院外科卻不積極建議開刀，同時確有另一家乙醫院願意接手。側面了解其心態背景差異是，因為這是持續待在甲醫院治療算是相同病

症的同一療程，健保的定額給付設計會使醫療團隊賠錢，但換院治療卻不會。

　　再舉一例，現在論病計酬的制度是車禍骨折不分輕重通稱骨折，不分斷了幾根骨頭，只分診療過程有無出現後遺症的兩種給付標準。醫療需要成本，固定兩處或多處骨折的醫療成本鐵定比固定一處骨折高，醫師是必然使命必達固定所有該手術的骨折，但從成本會計的角度看的是不敷成本，從行政管理的角度來看就必須報告檢討。制度設計者的解釋是可以與單一骨折給付截長補短，但是否導致稍為嚴重的病例就被送到醫學中心呢？這與醫學中心的急診與加護病房人滿為患有關係嗎？醫病會因資源塞車而苦不堪言嗎？如果好不容易培育的利他心靈在醫療實務上被打擊，怎能責怪學校的醫學人文教育不夠紮實呢？

　　當然，必須持續堅信醫學人文是需要永續經營且不容打折的理想，但是值得深思研究的是，當被教育出滿滿愛心的醫師進入醫療生態時，這些花苞是否能夠持續開花結果呢？還是必然務實地修正自己的理想？

　　現實的社會當然充滿考驗，經得起現實考驗而依然心中有愛的醫者當然還是很多，然而人文花朵不能任其枯萎，必須以良好的醫療制度設計來呵護灌溉。

2011/08/14

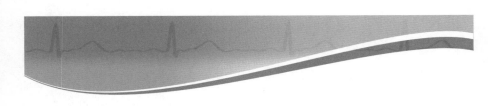

扶持共勉的醫病典範

　　論及臺灣醫病關係趨勢走向，大多認為逐年下滑，猜忌日深且糾紛益多，加上「無過失責任」與「醫療適用刑責」兩大枷鎖，導致令人有治療選擇趨向「消極防衛性治療」之慮。

　　不過，若有良好的醫病互動實例則足以振奮人心，其中醫師的醫術與關懷是必要條件，但病人的素養與惜福更是不可或缺。

　　成大通識中心主任王偉勇教授（勇哥）曾因眼疾開刀，經過局部麻醉與手術，勇哥視力不明但心中雪亮，知道主治醫師親自將病床推至恢復室，因而拱手稱謝，而醫師不言功地推說「只是藉此運動」的謙沖胸懷令勇哥更加銘感不已，因而振筆疾書八首七絕聯章以記懷誌念。感謝勇哥親口答應授權予以公開引述，特藉此文提供醫病好友分享並深思：

之一

　　中年霧裡看花枝，驚覺形神已透支；

　　問診望聞明細故，撥雲開眼恃良醫。

之二

　　枯候傳呼惜寸陰，難安一顆是非心；

　　義工寒暖頻存問，坐向身邊報福音。

之三

　　燈芒刺目不安寧，局部醉麻猶覺醒；

　　割洗剪縫聲細細，惶惶默誦是心經。

之四

　　病床親護自推扶，仁術仁心真丈夫；

　　勞駕難當頻拱手，謙稱運動不能無。

之五

　　恢復室中甫靜心，旋聞名字側枕衾；

　　輕聲已慣妻呼喚，相伴憐伊示好音。

之六

　　調養安居十日餘，此生難得體寬舒；

　　妻兒隨側勤呵護，不禁吟詩禁讀書。

之七

　　周全預後性宜修，使勁承擔且暫休；

　　不惹塵埃清視野，不偏不倚不低頭。

之八

　　眼翳難防視力糊，水晶體植亮如珠；

　　從今洞見秋毫末，針線能穿不服輸。

　　其實勇哥有所不知，絕大部分的手術病人在接受手術後，

例行都會由手術醫師陪同麻醉醫師與護理同仁陪伴至恢復室，
如果真要感謝推床護送，參與的醫療團隊成員還真不少。

　　只不過，大部分時候病人都因全身麻醉而昏沉不醒，若清
醒也只認識手術醫師，或護送工作改由擔任助手並協助記錄的
住院醫師代勞。但畢竟醫師作了該作的術前術後標準流程，受
到病人稱讚而不居功，理應是醫界的基本素養。卻難得有勇哥
憑開光慧眼以詩來誌念，實為醫病能夠互相扶持共榮的典範，
誠足令人動容。

2011/09/25

醫療的心靈層次

有位朋友的母親因為自己與家人太晚警覺身體不適的症狀，診斷出罹癌時已經發生轉移，經過醫療團隊評估後判斷，積極治療已無意義，最後決定人生終點託付安寧病房，以帶著尊嚴不覺痛苦並在兒孫陪伴的幸福氛圍下辭世。

這位朋友充滿感恩，在專業的部分，他感謝主治醫師沒有建議可能徒勞無功卻可能痛苦萬分的手術及化療，在心情的層次，他感謝醫護同仁不分晝夜的辛勤工作，隨叫隨到地解決每一個小的不適，讓他的母親沒有任何受苦，而讓所有家人安心、甘心，共同度過這個艱困的生命課題考驗。

相信每個人都有或多或少的生命經驗，但由於親疏遠近的不同，感觸及反應也有強弱的差異。臺灣的學校與社會教育鮮少重視生命觀及如何面對死亡，所以往往臨事恐慌，亂了分寸，甚至任意遷怒移情。

也有的家人反應是壓抑內化，憤怒之外，停留在否認階段的大有人在，沉溺在哀傷而無法自拔更是比比皆是。

然而，人生如棋，世事難料。死生由命，富貴在天。失去

了親人固然悲痛，但人力不可勝天之時，但求長存心中，期許深愛逾恆。

　　上述的心靈起伏，都是人之常情。然而，面對生命轉折過程中必然經驗醫療，過程潛在許多意料之外的起伏波折，病人家屬及醫療同仁的心靈層次也相對必須扮演重要的角色。

　　敬佩這位朋友的含悲感恩，他對於母親癌症末期才發現的事實沒有怨天載道，反而對於無痛安寧勝過強求治療的醫療判斷衷心感謝，在整個過程中深深體認了醫護同仁日夜不息的工作辛勞點滴入目並衷心感恩，對於每位朋友的關懷更是點滴在心並逐一答謝。如此的正向態度，對自己、家人及社會都是健康的，相信其母也必然平和安息。

　　而醫護同仁也可從中學習，醫諺的「治癒部分疾病，解除多數苦痛，給予全部寬慰」，正是醫者最需要的胸懷格局及專業態度。醫者也會疲勞，存在潛在疏漏，心情難免起伏，但不能保證百分之百的成功醫療，也必須致力全心全意的心靈支持。

　　其實，醫療生態的提升，不只依賴財政給付制度的探討，不全在評鑑文書考核的細節，而是在所有醫療生態當事人的心靈提升，包括病人與家屬，也包括所有醫療伙伴。

2011/12/04

鐵軌上長出來的小白花

　　每位臨床醫師都會看盡許多生命故事，不外乎是悲歡離合或生離死別，醫師應如何自處？該有甚麼感受？或許不應因為「天若有情天亦老」就要抽離感情，而該從每個生命故事的感動去得到生命心靈的力量。以上是最近看了一部由成大學生團隊組成的獨立製片——N&M Studio，改編真人故事拍成的三十分鐘影片《人魚倒敘》後，所得到心得感想。

　　《人魚倒敘》故事主角是一位15歲時不幸遭逢事故的屏東女孩，半身不遂後長期仰賴電動輪椅，需要使力的手部動作也變得很困難，劇情敘述她經過一連串的事情後，如何樂觀地走出來，又怎麼影響她周遭的人，並改變了姊弟關係，是部溫馨的生命體驗親情片。其中，「最美麗的花朵都長在懸崖峭壁上」與「活著，就有希望」這兩句話，想必最能夠引發曾經歷生命考驗的人強烈的共鳴。其實個人認為這部片，本身就是鐵軌上長出來的小白花。

　　導演邱珩偉目前是成大材料工程系五年級的學生，他沒有傳播科系背景，沒有上過一堂專業課程，卻因為參加服務學

習，體會了資源教室肢障個案的真實故事而深受感動，純以個人興趣靠看書自修習得的基本知識，加上主動隨著業界導演跟拍學習來的一身功夫而完成的電影。雖然過程千辛萬苦，可是他與團隊堅決不願放棄，他認為「生命是一連串的累積」，繞道、迷路的風景，都會轉化為生命中的另一種養分，他也把這樣的人生體悟透過《人魚倒敘》表達出來，希望帶給觀眾的是一個永不放棄的執念。

反思每位臨床醫師憑藉自己的知識技術專業來醫治疾病，同時也必須鼓舞病人的鬥志，所謂「醫學不只是治病，更是醫心」，要能醫心，就必須感同身受，而深入了解病人因為疾病所可能引發的生活障礙與生命衝擊，就是感同身受很重要的認知基礎。

或許，現代的醫學教育與其強調醫學倫理與法律，更應加強生命體驗與人文關懷。猶記黃崑巖教授在其《醫師不是天使：一位醫師作家的人性關懷》所說發人深省的一句話，是貧瘠的心靈裡一定栽培不出美麗的花朵。臨床醫師的心靈裡應該如何才能成為沃土？依賴的是同儕？老師？典範？病人？家人？或自己？或許答案是，以上皆是吧。

身為臨床醫師，最榮幸的應該是可以藉由醫者的專業參與並協助許多生命故事往正向發展，治癒所能治癒的，減少無法治癒的苦痛，或寬慰仍在受苦的生命。如此的醫學人生，就會是具有啟發、感動與正向意義的。

2014/07/21

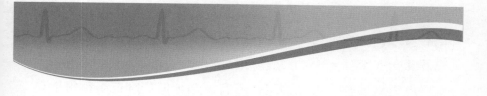

醫學專業素養教育之反思

　　臺灣的醫學教育原本水波不興，因遇到兩個時代考驗之後波瀾壯闊，遂有因應變革而產生的不斷反思與制度改變。第一個考驗是1998年美國的「國外醫學教育暨評鑑認可審議會」在評鑑亞洲地區醫學教育時，臺灣因出現多項實際缺點被評為無法與美國比擬（not comparable），才有1999年醫學院評鑑委員會（TMAC）的成立並開始推動醫學教育改革。另一個考驗是因為2003年的SARS席捲全臺，醫療網被發現出現嚴重破洞，醫師個人素養與醫學教育內涵也都受到社會質疑，成為醫策會推動PGY計畫的緣起，從開始試辦三個月，再逐漸增加為六個月與現在的十二個月，並即將配合醫學系改制六年再增加為兩年制。

　　因此在醫學教育、專科醫師訓練與繼續再教育上，對於應如何養成能受社會期待並可以提供與時俱進醫術的醫學教育內涵就受到相當的重視，其中專業素養（professionalism）一詞是最常被引用的指標，甚至在住院醫師的六大核心能力上獨占一項。然而，醫師的專業素養應該被定義為素養（sophistication）

或能力（competence）？有否具體評估指標？能否量化並客觀檢討其效標？或許可以從定義與意涵、評估方法及回饋反思的三個面向去探討。

專業素養應該可以適用在所有專業，但什麼行業稱得上是專業？各種專業的素養可有異同？醫師專業素養與廚師專業素養的差異在那裡？除了醫界在研討或強調醫學專業素養，還有什麼專業也正在客觀地制度化地檢討並如火如荼地改變教育內涵？若只有醫界，是醫界出了問題？或者醫界原本就善於反思？

研究醫學專業素養的學者，可以從19世紀的七○年代開始切入，談到專業素養的形成是與當年利他主義思維息息相關的，而八○年代因社會參與及同行認知而有逐漸具體的定義，進而成為有不同學說的社會學論述，其中認為醫師是兼具「醫療者」與「專業者」雙重角色的「社會契約」學說廣被接受。但各國基於文化與國情的不同，對醫學專業素養也有不同的解讀，例如社會福利國家的加拿大就採用上述社會契約理論，以公醫制度聞名的英國則強調「以病人為中心」，而重視自由人權的美國則是認為應「建立在自省與自覺之上」。因此，同樣是醫學專業素養，因所重視的特質不同就應該有各異的評估指標。然而，臺灣醫界所認知的核心觀念與重要特質為何呢？有共識嗎？

臺灣根據美國ACGME的主張，把專業素養與其他五項核心作了區隔，認為它是在醫療情境下知道如何應對（How you

act？），但每個不同專科都有不同的解讀，也列出不同的指標，當然這也不盡然需要統一見解或有標準答案。

　　至於該反思的議題是，在重視醫學專業素養並納入醫學教育內涵與住院醫師定期考核之餘，當前的教育努力有效嗎？提升醫師的基本素養或核心能力了嗎？能夠客觀評估成果嗎？而醫學專業素養的提升對當前臺灣醫療生態的危機有所助益嗎？若不確定，是否應該再以科學否證分析法進行系統性的反思呢？

2015/06/08

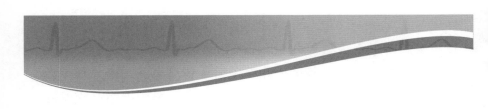

醫學專業素養的教育與評估

　　專業素養是美國ACGME認定醫師的六項核心能力之一，並定義是在醫療情境下知道如何應對各種情境，所以被臺灣的醫界奉為圭臬，並成為一般醫學（PGY）與各專科住院醫師（resident）的教育目標與例行考核項目。

　　根據專家研究指出，醫師的專業素養理應包括利他主義、自主、關懷與熱情、承諾、能力、保密、洞察力、廉正與誠實、道德與倫理行為、值得信任、心胸開放、全心照顧、尊重病人治療的潛能、尊重病人的尊嚴與自主權、對職業的責任感、對社會的責任感、自律和團隊精神等，但哪些是基本素養？哪些是基本能力？如何應用到醫療情境？如何教育？如何考核？應該量化打分數或質性描述？似乎各專科醫學會或各醫院都有不同的見解。

　　為了能夠對上述疑問作進一步了解，筆者曾向國內許多臨床醫學教育者提出請教「貴科訂定了哪些效標項目？如何定出來的？在您為住院醫師打分數的時候，是以何為標準？如何決定貴科所定的效標來做評分高低？在效標量化外會不會有質化

評語呢？」得到許多寶貴意見回覆，在此一併感激。

　　成大醫院的內科與小兒科對住院醫師專業素養的考核項目都是單一欄位，分別是「能運用醫學倫理於醫療照顧」與「尊重病人或家屬自主權與權利、適時的會診、適當的醫療、倫理素養」，老師必須做出「優、佳、普通、宜加強、未觀察到」的五等第評比，並加上描述性評語。另外，骨科是「對病人與家屬的責任感、對同儕的尊重與倫理素養、專業的形象」三欄，婦產科是「以病人為中心概念、醫學倫理的素養、能評判醫療行為是否符合醫學倫理、適當的異常事件通報與參與學術研究」五欄，外科則是「手術技巧、手術概念、以病人為中心、倫理素養、手術同意書的說明與溝通、判讀與記錄特殊檢查結果」共六欄，看來彼此差異蠻大的，但似乎醫學倫理所占的比重相當高，配套的則是專業判斷、能力、態度與形象。

　　耳鼻喉科的項目最多，包括「全人醫療、病人安全、醫療品質、醫病溝通、醫學倫理、醫事法規、感染控制、實證醫學、病歷寫作及如何處理醫療不良事件」，並說明其目的是教導其視病患為一整體，能獨立進行醫療工作，並有終身學習之能力。但各科對客觀效標的普遍回覆是「嗯！」或不回答，比較具體的兩個回答是「全科主治醫師打每一位住院醫師的籠統印象分數，如有事證再提出，覺得是不很客觀。」與「老實說是有不少主觀因素在裡頭。」

　　至於應該如何教育呢？教育可分「啟發價值動機、教導知識技能、修練行為應對」三個面向，因此除了課堂，應該還需

要隱藏課程與生活教育。Coulhan and Williams（2005） 曾說「臨床教師的行為常使年輕醫師感覺教的是一套，而做的是一套」，這表示醫師專業素養教育的應該在言教之外，更應重視身教與境教，讓資深醫師以身作則，並建立重視人文倫理的醫療生態，才算成功。

2015/08/24

從專業的意涵了解醫學專業素養

臺灣的醫學教育開始重視培養醫師專業素養後，專業素養的研究也成了普遍受到重視的顯學，而其實了解專業的意涵就會了解何謂專業素養？

什麼是專業？學者（Wrzesniewski, McCauley, Rozin and Schwartz 1997）曾歸納出人們可能將工作視為職業、生涯與天職等三種觀點。當人們將工作視為「職業」時，他們只對從工作獲得的物質利益感到興趣，且沒有尋找或接收到任何其他回饋；當人們將工作視為「生涯」時，他們對工作放下較深的個人投資，所獲得的成就感不只是薪水，更是在工作領域中的晉升；當人們將工作視為「天職」時，工作與生活是無法分離的，他們的終極目的不是為了賺錢或生涯晉升，而是工作所帶來的自我實現。對於自我的關注，讓工作是否足以提升個人生命層次的附加價值逐漸取代了工作本質。

也有學者（Ozar 1995）指出專業的四大重要特色應該包括「重要而獨占的專長」、「內部與外部的承認」、「執業時的自主權」與「具有專業和專業人員的義務。」其中重要而獨占

的專長是指專業不同於一般職業，其所提供的服務是公眾認為非常有價值的。專業需要長時間的理論教育和師徒式的密集實務訓練，使得具備這專業知識者僅限於少數人。另外只有受過理論與實務訓練的專業人才，才有能力正確衡量專業介入的需求和專業表現的品質。所以專業不僅必須具備理論與實務的專門知識，更有涉及執業時知識的應用。

內部承認是指專業人員間相互承認彼此的專業能力，例如醫師公會或專科醫學會成員的考試與認證。外部的承認最常見的方式是透過證書、執照正式給予專業人員獨有的權力。

執業時的自主權則主要表現在三方面（1）執業判斷的自主權：包括審視客戶需求、各種行動的可能結果、選擇最好的行動、中間技術步驟的選擇。客戶給予專業人員自主權不單純是基於個人判斷，而是基於內部與外在承認的專業體制上。（2）自主控制執業相關環境。（3）管制專業措施的自主。

而專業體制中最重要的一項特徵是成員必須接受一套專業行為規範。專業團體擁有某些社會中極有價值的知識，因此，對於依賴這些知識的生活面向，他們相對擁有獨占的權力。專業人員除了執照門檻、成員內部的規範，很少受到社會大眾的監督，因為社會大眾認為專業機制下有內在規範，任何人成為專業人員，就必須承擔已有的義務，因此其專業權力不會被濫用。每門專業的義務內涵就是專業倫理。

因此醫師的專業素養理應包括利他主義、自主、關懷與熱情、承諾、能力、保密、洞察力、廉正與誠實、道德與倫理行

為、值得信任、心胸開放、全心照顧、尊重病人治療的潛能、尊重病人的尊嚴與自主權、對職業的責任感、對社會的責任感、自律和團隊精神，也都是由上述認知所推論而來。

2015/08/31

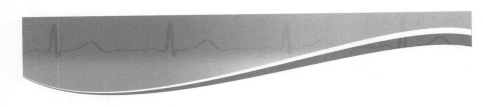

醫病理應共守醫學倫理

　　醫學倫理是醫護的重要必修課，然而醫學倫理是醫病雙方因為疾病診療之特殊關係而必須遵循的法則，因此，醫學倫理或醫德不是醫護的單方面責任，而是醫病雙方皆須共守醫學倫理的法則與規範。

　　醫師修讀醫學倫理是必然的，也因為資訊不對等而需要負起比較大的道德責任，因此醫界不但將之化成醫師誓詞作為終身誓約，並且在醫學倫理法律化的規範下，訂定制度化的繼續教育並且必須時時接受檢驗與評鑑。

　　然而醫學倫理如同交通規則，醫師等同車輛駕駛，交通事故雖然是擁有機動性強的車輛要負起較大責任，難道單車與行人就可以不守交通規則嗎？

　　因此考汽機車駕照之前確實需要研習交通規則與特殊規定，而單車騎士與行人雖不用考照，但卻不能作為不懂或不必遵守交通規則的藉口。

　　曾有急診病人甲因輕傷疼痛大呼小叫，對醫護優先處理命在旦夕的急診病人表示不滿。其實急診醫護是以遵奉醫學倫理

最高指導原則「生命的神聖性」來對危急生命的狀況排定優先次序，在人力無法兼顧的條件下優先選擇救命，對於小傷口的疼痛作次要優先處理，難道病人可以不理會不諒解這個原則？

也有門診病人乙在診所拿藥後再到另一醫院希望重覆拿藥，不巧醫院因為健保局推動雲端給藥系統而知道上情，醫院門診當然根據「服用過高劑量可能導致藥物中毒」的醫學倫理「利益病患」原則而拒絕給藥，病人因而大鬧。難道病人可以不顧這個原則？好像自己要闖紅燈再怪罪綠燈的車輛不讓他通過？

有位下背痛卻無神經壓迫症狀的病人丙，要求醫生幫他安排磁振造影檢查，但醫師以病情沒必要而拒絕了，結果他破口大罵醫師沒有醫德。事實上磁振造影是貴重儀器檢查，許多緊急需要的病人都要等很久才排得到，而病人丙既無神經症狀，如果硬要排檢就會排擠他人的優先次序，因而違反醫學倫理的「公平正義」原則。類似情形還有病人要求開立診斷書時把病情說嚴重一些、要求診斷書加註需要依賴他人照顧但其實病情並不嚴重，或要求把疾病寫成意外傷害等，這些要求無一不是違反醫學倫理，而陷醫師於不義。

在醫學教育積極重視醫學倫理思辨的同時，社會不應該把醫學倫理當作醫護單向遵守的原則，也不應該把沒有醫德作為指責醫護的魔咒。

有人說，有什麼人民就有什麼政府。同理可證，有什麼病人就有什麼醫護。臺灣的醫療崩壞危機，絕對不是醫護同仁單

方面的責任，就好像交通要能順暢安全，所有的用路人都要負起責任一般。因此，對醫學倫理的理解與尊重，醫護的確仍須加強研習，但是社會也應該有基本常識與根本素養才是。

2015/09/07

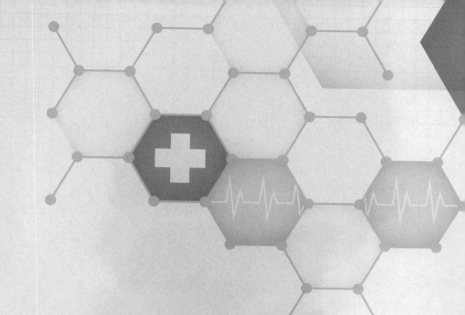

第八部

醫藥行家

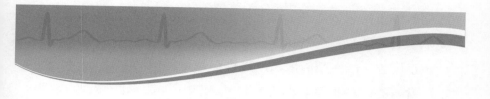

醫學是神聖志業

　　醫學人生需要逆境哲學，所以需要「醫者難為系列」。但人生也需要正向態度，因此也需要「行醫最樂系列」。

　　無論考進醫學系的動機是什麼？許多醫學生在進入臨床醫學之前，即使功課再好，也都有點渾渾噩噩。但卻在開始實習之後，體會到醫學的精深，習醫的樂趣，並了解醫學實在是最神聖的志業。

　　從升學單靠大專聯考成績分發時代起，考上醫學系就是光宗耀祖的喜事，而畢業後競爭進入內、外、婦、兒四大科則是最熱門的大事。因為男生必須服役兩年，為了公平起見，最熱門的內外科還訂下應屆畢業生不得申請的內規。

　　當年的泌尿科與骨科都仍屬於外科部的分部門，想進外科真是無比地競爭激烈，許多學生苦讀七年就為了這個畢業時的優先選科權。當時的麻醉因尚未成熟而風險很高，手術也因技術尚未成熟而常有後遺症。然而，車禍顱內出血的命在旦夕，只有頭顱開洞可以救活。急性闌尾炎常有致死病例，闌尾切除就已經是緊急危難。胃穿孔併腹膜炎需要在腹部開個大洞才能治療，痛不欲生的尿道結石透過開刀就立刻解除疼痛，而粉碎

性開放性骨折只要能夠救命且不必截肢都算成功。無論結果為何？醫者本諸良知、尊嚴、專業地費盡心力，病人也毫不吝惜地表示惜福、感激及尊敬，所以外科真是神聖的志業。

當時的內科也是除非菁英無法入門，即使影像檢查的儀器相當原始，生化檢查的內容尚未精進，許多特殊檢查的技巧尚未開發，但是憑藉詳細的詢問病情與身體診察，大膽地建立診斷假設再小心地反覆查證，確診率仍是相當地高。一個急性腹痛病人的鑑別診斷名單可以列出幾大方向與數十個懷疑，再利用證據排除或佐證，其正確診斷如急性胰臟炎、腹部動脈瘤剝離或子宮外孕的診斷就因而浮現，而一條人命就終於得以被拯救。

醫學的神聖並不是先天的，也不是盲目的，而是透過每一個人的努力所架構出來的，包括醫者必須不斷地精進醫術，以最符合時代標準的醫療知識技術提供給病人及家屬最好的診療，並透過良好的溝通來幫忙病人祛病及安心。而病人當然是醫療的主體，與醫者是共同對抗疾病的戰鬥伙伴，除了相互信任、支持與鼓勵之外，還必須要有不預設醫療必然成功的立場。而維持醫病關係的醫療生態體系也很重要，因為如果在不合理的制度設計下，價值逐漸瓦解，信任繼而流失，醫學的神聖性就蕩然無存了。

無論外在環境再如何困難，懸壺救世的醫學仍是最神聖的志業，值得優秀的有志青年立志修鍊並追隨而來。

2013/12/23

終身學習之樂

　　如果人生的目的是透過健康知識與人生智慧去得到幸福與快樂，則醫學無異是最具代表性的志業。

　　醫學系在大學中的修業年限最長（七年）且學分數最多（超過280學分以上）。一、二年級為人格養成全人教育，除了一般學科與通識教育之外，通常還會加上許多醫學人文課程或社會體驗課程，鼓勵先學會待人處世與社會關懷再學習醫學專業。

　　醫學系三、四年級是以基礎醫學為主，生化、生理、解剖、組織、胚胎、微免、寄生蟲、藥理、病理等課程的內容必須透過器官系統（如骨骼關節肌肉、心循、呼吸、腸胃、腎臟、內分泌、生殖、感染、腦神經等）整合成學習模組，透過PBL或基礎與臨床整合的「糖衣教學法」，輔以實驗實作課程，絕對是重點精要且分量沉重。

　　醫學系五至七年級為臨床醫學教育（未來學制改六年畢業時，第七年實習改為畢業後實行一般醫學訓練），包括內、外、婦、兒、急、家庭、醫學精神與神經等大內科及眼、耳鼻喉、骨與泌尿等大外科實習，還要輔以溝通技巧、醫學倫理與

醫事法律等課程，期許能培育一個能兼有愛心關懷與高超醫術的醫師。

　　醫學系畢業不過是最基本條件，醫師執照的三階段國考更是各行業中最嚴謹的。拿到執照之後，是否便可獨立行醫呢？非也，一年的一般醫學住院醫師（未來延長為兩年）仍必須做跨科學習，其後再申請成為各專科的住院醫師，其訓練期限（三至七年）與訓練內容（規定次專科長短及授課時數）都規定得十分嚴謹，而提供訓練的醫院科別資格與訓練員額都必須每年經過評核後才由衛福部核定公告。專科醫師考試更必須經過筆試與面談（口考）兩階段，許多專科出題老師還得入闈以保證公平客觀。

　　專科醫師可以獨立執業，但是每六年換照規定必須要達到法定繼續教育學分，必須每年多次參加醫學會並接受醫學倫理、法律、性平教育等課程，是國內畢業後再教育要求最嚴格的專業。

　　而上述不過只是表象的要求，因為醫學的進步日新月異，所以醫師還會參加各種知識與技巧的研討會、各種國內外的學術會議、閱讀或參與不同證據力的研究論文發表，絕對是稱得上學海無涯的代表。而醫學人生的學問更是精深，因行醫而學得的待人處世與將心比心的生命經驗更是浩瀚的書庫。

　　孔子說「學而時習之，不亦說（悅）乎？」可見進入醫學這個專業就等同保證終身學習與永續成長，所以醫學豈非是追求「健康、幸福、快樂」的人生中稱得上是至樂的志業？

2014/01/06

真愛無憾

　　愛是醫學的真諦，這句話說來容易卻領悟困難，要落實更是挑戰。然而，醫學的確可以見證許多愛之力量的感動故事。

　　將近30年前曾有一位中年男子接受心臟冠狀動脈手術，不幸術後心臟無法恢復跳動，原本急救不成而考慮宣布手術中死亡（die on table），但考慮家屬心情調適仍送加護病房急救，因當年沒有葉克膜，是以IABP（主動脈內氣球幫普）維持冠狀動脈的血流，但是一開始病人毫無生命跡象反應，所有維生機器都是不斷發生警訊，因為儀器上出現的呼吸及心跳訊號都是藥物急救人工製造出來的。

　　病人的兒子本身是一位年輕的泌尿科醫師，他一方面懇求外科老師、加護前輩切莫輕易放棄，一方面守在父親的身邊，期望用親情的力量製造奇蹟。奮鬥了幾天，病人竟然開始有了微弱的生理反應，兒子開始請假守在父親的身邊充當加護病房的小幫手，經過三個月病人竟然恢復到可以不帶任何呼吸輔助器材離開加護病房。當他兒子推著他在走廊散步向可睜眼但無反應的父親介紹說：「這是照顧您三個月把您救活的醫師」

時，令人不禁熱淚盈眶，因為救他命的其實是依賴他兒子的愛與堅持。

當然，醫師不是天神，許多與性命搏鬥的案例，醫學其實都居於下方，因此像上述奇蹟的例證非常少，除了1992年臺大外科廖廣義教授在清水斷崖被落石擊中，當晚在署立花蓮醫院曾差點被認定腦死，卻仍在其高徒花蓮慈濟醫院蔡伯文醫師的緊急處置、家人愛的呼喚及臺大醫院許多醫師的努力下救回性命。

有位企業界的好朋友罹患胰臟癌，原本也擴散而無法手術切除，他心中有愛地思考，必須努力支撐一段時間才能幫公司上百位員工及許多合作廠商規劃出路，所以積極配合醫囑並忍受化療的痛苦，結果不但多了兩年的時間順利地爭取到可以切除的機會及安排了許多細節，最後雖然仍然不敵病魔，但許多朋友與親愛的家人都得以無憾地以愛送別。

醫學是見證生命故事最多的志業，最能夠看清楚人性，最了解生命的寶貴與意義，最清楚醫學的能力與極限，也最知道何時該盡全力努力與何時該選擇放手，這都是難能可貴的人生學問。

必須學會的人生學問是，我們卻必須領悟沒有永遠的生命，卻可以有永恆的生命意義。如果有任何專業值得終身不悔去學習，以便體會生命議題的真愛無憾，那必然非醫學莫屬。

2014/01/20

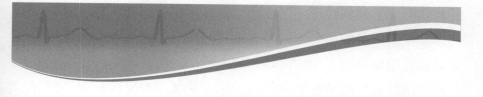

病人的自癒能力

　　最近有家人突然肢體劇痛到不能行走，卻幸運地在十天左右痊癒，朋友嘆服有骨科醫師的貼身照顧果然神奇，其實不然，我解釋是病人自癒，並引述當年初入醫界時就牢記某位教授發人深省的名言：「我從未醫好過任何一位病人，所有的病人都是自己好的。」

　　朋友聽了以為是謙虛，以為是開玩笑。事實上，病人的自癒能力實在是醫者最應感激的醫術，也是許多自以為高明的醫師在疾病面前應該保持謙卑的基本理由。

　　沒有錯，醫學是許多實證研究所得到的歸納結論，對疾病的致病機轉與自然病史都合乎常理的經驗與推測，但如果醫學知識與智慧都像數學公式一樣精確，醫者或許不會遇到很多意想不到的不可預期因素，導致不合期待的病情發展，也不會有許多醫病溝通不良、糾紛甚至訴訟。

　　在可以切除的癌症治療中，手術的確扮演很重要的角色。日劇派遣女醫劇情裡的內科主任得到骨癌，為了保留肢體，主治醫師切除病灶後先以液態氮殺死癌細胞再種回病人的身體，

這在現實的骨科醫術上已經是一種非罕見的標準作法，而不可否認手術醫師的技巧也扮演很重要的角色，但是如果病人如果無法克服麻醉與手術的挑戰，病人體內的生骨細胞無法長入那些已被液態氮破壞的組織結構，病人無法忍受反覆化學治療的折騰，則手術再如何成功，病人也不會恢復健康。

　　當然，不是說醫師的判斷、分析、給藥、治療或手術不重要，而是說病人的理解、配合、努力、堅持與自癒能力也非常關鍵。

　　所以醫者抱著「醫者自身無法獨立醫好病人」的認知，其實是一種很重要的醫學人文素養。有之，或許仍會產生醫者自誇肺癌手術成功而病人卻心臟病發死亡，自認人工關節置換完美卻因病人免疫不佳而產生感染，自許糖尿病足傷口清創得很乾淨，但病人仍血液循環太差而導致必須截肢的案例。但若醫者因有戒慎之心而在治療前與病人及家屬充分討論潛在風險，發生後遺症初期有及早察覺病徵，而病情惡化時也以悲憫同理與家屬共度身心難關，則醫療生涯當然就不會因為偶而遇到地雷個案，就成為醫學生涯的陰影。

　　上述肢體疼痛的案例，雖無受傷的近期病史，卻有支持確為肌肉韌帶受傷的醫學證據，在排除其他病因與症狀治療的過程中，病人是憑藉著自癒能力回復健康的自如行動，才協助醫者又順利度過一個特殊的專業醫療考驗。

2014/02/17

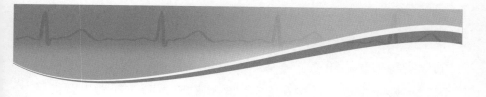

無私的愛

　　醫病之間屬於倫理關係，而倫理的核心價值是愛，因醫病而產生的最高倫理境界就是無私的愛。

　　猶記得2003年SARS肆虐導致世界都為之驚恐之時，臺灣也不例外，所考驗出來的人性，黃崑巖院長曾找筆者共同編撰一本《SARS的生聚教訓》來作為倫理思省個案軌跡的警世教材。人心惶惶之際，第一位以無國界醫師身分發現在香港感染卻在越南發病個案的歐巴尼醫師（Dr. Carlo Urbani），以無私奉獻的精神毫不退卻地全力投入救助，使越南人得以免除連串的感染及死亡，但自己卻也因而感染SARS過世。

　　在醫界因為有無私之愛而終身奉獻的醫護典範非常多，歐巴尼醫師的精神導師史懷哲就是，在臺灣有切膚之愛故事留傳久遠的蘭大衛醫師夫婦亦復如此。在臺灣還有許多令人肯定的事蹟與典範，想必早已傳頌社會，但為何他們會有如此終身不悔且義無反顧的奉獻之心？絕對值得探究、師法與學習。

　　合理的推測，是他們在修讀醫學的過程中，因為親身體驗疾病的可怕，見識人性的脆弱與無助，經過水深火熱的專業訓

練，了解「退此一步即無死所」是醫者的「良知、尊嚴、榮譽」，在奉獻與自我之間很自然就會選擇醫者的誓言「以病人的健康為首要的顧念」，當然就會奮不顧身。所以，即使自己因發高燒而奄奄一息卻在沒有別的後勤支援時，醫者也要從腳上打著點滴與退燒針為病人開刀救命。即使是病人是殺死自己同袍的兇手，醫者還在三更半夜為急救縫合那因意圖自殺而斷裂的神經與血管。

　　無私與有情有義並不相違背，但的確有兩難。歐巴尼、史懷哲、蘭大衛在奉獻於危難之時，他們家庭的支持也是來自無私的愛，而家人引以為榮則是愛的進一步昇華。

　　醫者以無私的愛奉獻於醫界，會不會是普世價值？應該是，但是當醫界前輩呼籲不必擔心「過勞死」，不必在乎「適用勞基法」，卻沒有得到後輩學子廣泛輿論的呼應與尊重，這豈不令人憂心忡忡呢？或許，這應該是兩造對價值優先次序的選擇不同而需要對話，而非衝突。因為，年輕的信念，仍必須經過人生的萃鍊才算完整，醫界前輩的苦心孤詣總有一天就會浮現價值與意義。

　　然而，醫者個人無私的愛與奉獻，更需要整體社會系統性的支持與後盾才能永續。因此醫界理應繼續教育鞠躬盡瘁的倫理素養，卻仍然需要堅持優質的醫療生態、健全的健保制度、絕對的人身安全、合法的免除刑責與合理的免責補償，如此醫療環境才能因良好的制度而提升，這也才是全人類之福。

2014/03/03

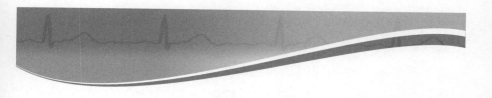

智者的教誨

　　北美小兒骨科醫學會每年的重頭戲，都會由當屆理事長邀請一位德高望重的智者做人生經驗的分享（presidential guest lecture），稱之為智者的教誨也不為過。

　　今年於好萊塢舉辦的2014大會中，理事長弗林（Jack Flynn）在介紹所精心挑選的講者普萊斯（Chad Price）時特別說明了理由，是因為他有好奇心、有遠見、能問別人未見的問題且能不斷創新，不一定政治正確但有很好的執行力。並推崇他是病人的首選醫師，學生的首選老師及年輕醫者的首選典範。

　　普萊斯開宗明義就說出醫者的最大考驗就是醫療生態危機，包括醫療財務日益惡化導致個人與醫院醫療收入銳減，因此他的首要建議是醫者不應計較收入，尤其不要與其他同僚或別的行業比較，因為快樂不會隨收入遞增，而最快樂的人會懂得把錢投資在人際關係、爭取時間與提升人生經驗上。

　　他認為次要醫療考驗是醫療行政作業逐漸繁瑣，讓醫者忙得焦頭爛額，導致壓力倍增。所以他建議醫者務必要能提升自

己的生活適應彈性，並能在艱困環境中建立尋求意義及得到樂
趣的核心能力。

　　至於醫者應如何以正向態度來苦中作樂呢？普萊斯認為快
樂有三大重要成分，分別是工作意義，穩定財務及社會價值。

　　針對社會價值，他期許醫者應該擔任社會典範，因為醫師
在美國人的心目中是僅次於消防隊員的最受敬重的行業，而且
醫師在人格特質的誠實與倫理上更是高居各行各業之首。而醫
者之所以普遍得到社會尊敬的原因，不外乎是因為待人親切，
樂善好施及具有體諒之心的特質。

　　最後，他再提醒醫者應該不忘初衷，堅守當初選擇行醫的
動機，並維持成為良醫的三大必要專業素養，包括能夠堅忍不
移（persistence）、熱忱助人（enthusiasm）及具有想像力
（imagination）。

　　普萊斯引用一本小說，其內容談到一位以利益為導向的地
主賣掉農莊以便去淘金，結果卻在他所賣掉的農莊下出現黃金
的故事來提醒醫者，有時我們其實就站在寶藏之上，卻很可能
因此而看不見它，來暗示醫療工作或許就是人生寶藏，提醒醫
者不必好高騖遠。至於維持熱忱與惜福感恩，維持想像力以建
立外在創意與內在喜悅，都是不可或缺的精神力量。

　　仔細思考智者的建言與教誨，是認為醫者若想追求醫學人
生的快樂，似乎還是該在思維上努力，而領悟並落實價值、持
恆、熱忱、想像與感恩的意義，都是不可或缺的關鍵要素。

2014/05/12

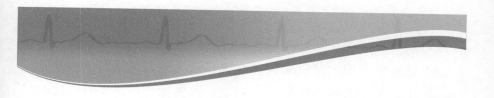

醫學點亮人生

每個行業都與人性成長有特殊的關聯，而其中最特別的是醫學，因與健康議題相關，對生命故事有許多直接近距離的參與，這些因歷練而成長的思維，其實都會在人生關鍵處點燃盞盞指引方向的燈火。

人生的意義是什麼？是功成名就？影響他人？貢獻社會？實現自我？俯仰無愧？而醫學人生的意義又是什麼？可以量化數字或者只能內心感受？是追求小確幸就足夠？或必須永無止境地克服困難？是依賴病人的感激？或源自不斷地自省？

相信各人點滴在心頭，但仍需在乎醫學人生是否充實？醫者是否快樂？醫學專業真能點亮個別人生嗎？或許可以從以下幾個觀點來自我檢視：

首先，醫者應自問是否持續喜歡醫療工作？時間長、壓力高、挑戰多、變數大，都是醫療工作的代名詞。但稱不稱得上血汗？主客觀的因素都必須列入考慮。如果辛苦卻覺得有意義，疲勞卻心靈得到滋養，犧牲享受成為享受犧牲，就是許多忙碌卻快樂醫師的哲理祕訣。

　　其次，醫者應自問是否喜歡自己的社會角色？談的不是社會財經地位，而是在社會裡被期待與被需要的角色貢獻。醫師通常是社會團體的健康顧問，社會關懷議題的支持者，公益正義的代言人，這些角色是否增加生活的負擔？或是提升生命的價值？也許態度就是高度。

　　醫學因為接觸許多伙伴、病人與家屬，因此醫者應自問是否樂於成為人類行為與基本人性的觀察者與參與者呢？即使不是行為科學的研究者，許多活生生的故事都是生命的教材，不能視而不見，就必須感知體會？不能無動於衷，就必須參與協助？這種特殊的角色境遇，可以是種福分。

　　醫者應自問能否把上述的人生經驗，用來自我提升成為更有智慧能力及包容關懷的社會公民呢？這種成長是否使醫者更容易點亮自己與親自的人生道路呢？是否能因而成為困境挫折的激勵力量源泉呢？

　　上述四項是醫者可作的自我檢視，或許會是醫學能否在行醫之路回歸初衷、保持熱忱並體會快樂的關鍵因素，也會是在艱困甚至似有崩壞危機的醫療生態之中，成為不至於迷惑、困擾甚至喪志的正向力量。支持所有爭取醫者權益的應有訴求之餘，也誠懇鼓勵醫者在內心世界利用逆境自省與正向思維，來提升心靈力量並點亮醫學人生。

2014/05/26

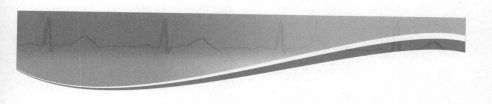

創新價值

　　藍海策略原本談的是經濟與企業，對比於紅海策略是傾向傳統的商業獲利模式如壓低成本與大量傾銷，藍海策略的核心價值是開創尚未被開發的全新市場，以創造獨一無二的價值等「新」商業手段作為解決方案。

　　從經營人生的角度來看，「陷入紅海」或「開發藍海」也是個值得思省的重要議題，但如果要比較那一種志業最容易價值創新，則應該非醫學莫屬。

　　醫學當然是進入門檻很高的專業，從入學考試至取得專業證照，甚至到爭取進入有興趣的專科與次專科都充滿競爭。專科訓練完成後，無論是決定發展是待在學術單位、醫學中心、中小醫院或診所，也都有許多比較與競爭，導致許多人都誤以為行醫是紅海。

　　其實，在紅海之中尋找藍海，是醫學人生最值得重視也最關鍵的議題，其祕訣在於走出符合自己特殊定位與個性志趣而「人跡稀少」的路。

　　黃崑巖教授從醫學系畢業之後曾短暫當過外科醫師，然而

他先精研基礎醫學再奉獻於醫學教育，進而創立成大醫學院與臺灣醫學教育評鑑委員會，他選擇了一條既有意義又覺快樂的路，而他的創新價值來自於他的格局眼光，並成就於他的決心毅力、終身學習與全力奉獻。

如果黃院長的例子太過獨特，則臺灣有許多臨床醫師，在專業上、學術上、治療方法上、態度上、格局上不斷自我提升，成了許多國內外皆肯定的專家，在肝炎、胃病、器官移植、顯微手術、罕見疾病、新生兒、高危險妊娠、急重症、心臟手術、腦科疾病成為迭有創新的先驅，成為病人危難時的首選，也成為後輩學生的典範，這不也是創新價值嗎？

有的醫師選擇在第一線從事醫療，或許不是學術成就，但是在診所氛圍、就醫方便性、人性關懷、衛教內容、親切方便及專業敏感性上，都能創造受人佩服與感動的特色，成為社會最受尊敬的基層醫療提供者。

醫療之外，醫者行有餘力還可持續發展個人的興趣，維持著音樂、美術、宗教哲理、休閒運動、著書立說與關懷社會的喜好與專長，既可以調適身心，也可以貢獻社會，這不也是因人而異不必競爭的創新價值嗎？

當然，任何行業都可以有創新價值的藍海策略，而醫學不但也可以，還因為必須終身學習而能不斷累積資源，所以更容易有開創新局的機會。因此，醫學的創新價值，頗值得每位醫者自己去定位發掘與開啟耕耘。

2014/06/23

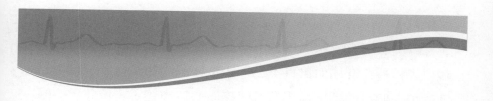

醫師的生命體驗

　　醫師也是人，也有七情六欲，也會生老病死，最害怕聽到的是醫師本人在門診戴口罩看病時，卻被病人調侃「你們醫師也會感冒喔！」或「你們醫師也怕生病嗎？」

　　醫師的生命體驗很重要，因為人生經驗就是醫學專業素養的基礎。「病人是老師」的說法在臨床醫學特別真切，因為病人的病情發展出乎意料之外的變化時，都是醫師寶貴的痛苦教訓，學會避免了就是智慧體驗。

　　有一位因背痛在脊椎外科差一點開刀的病人，前一晚幸運地被實習醫師發現其實是動脈剝離。一位膝關節炎準備進行膝關節置換手術的病人，在還沒麻醉之前就心肌梗塞過世。因糖尿病足截肢的病人，在出院當天清晨因吞嚥食物卡到氣道而猝死。好不容易逃過胰臟癌切除手術的病人卻併發了敗血病。醫師救活了肝硬化、肝昏迷兼食道靜脈瘤出血的病人，卻得不到病人家屬的感激。凡此總總，有些是病情本來就可能潛在發生的併發症，有些是因為完全想像不到的不確定因素，有些大問題則導因於有跡可尋、卻容易被忽略的小細節。不要說病人及

家屬對意外會錯愕難過，醫師也一樣覺得驚恐挫折。

　　醫師的朋友或家人也會生病。一位醫師為了沒發現自己父親得了轉移性肝癌而自責不已，一位醫師因為沒有及早發現已經發燒一個月的姑姑是罹患淋巴癌而心情複雜，一位急重症醫師救不活因車禍垂危的得意門生而痛苦萬分，一位心臟科醫師為同仁的家人做心導管，卻不幸發生了致死的意外而無語問天。醫師除了認知疾病與生命的無常，也必須體會切身之痛。

　　醫師自己的身體也會發生狀況。有的醫師在身上摸到異常腫大的淋巴腺才發現自己生病了，卻排不出時間就醫。有的醫師因為經常要接觸某些與特定病毒相關的病人，而得了相同的疾病。有的醫師幫病人打針時不小心刺到自己，而受感染發生急性猛爆性肝炎。有的醫師幫病人沾滿血跡地幫病人釘好骨折，才知道自己深陷感染愛滋的危機，幾個月不敢親密接觸家人。以上都不是特例，因為都是經常發生在日常的醫師群體生活裡。

　　醫師因為經常與疾病戰鬥而有更多的生命考驗，考驗無論哪是發生在病人、朋友、家人或自己，生命的神聖性必須被牢記，但是主觀的感受永遠與客觀的事實無法完全配合。醫師既需要感性，也需要平衡知性與理性。當人生只有一次選擇時，醫師應該如何思考與知覺？能否從生活經驗裡學習就是專業智慧了。

2014/09/29

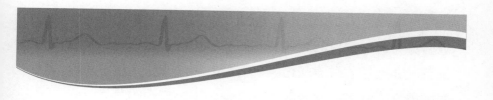

醫無反顧

某次演講後被嚴肅地提問與評論，「當今臺灣醫界崩壞、五大皆空、醫美盛行，有救嗎？」「醫學教育應該如何加強或改善，進而匡正上述風氣？」

答案基本是肯定的，因為醫學教育界真的很努力，利用教育評鑑來當火車頭，加強反思、實作、奉獻利他、自我實現、待人處世與倫理法律的醫學教育內容，讓醫學生多能充滿熱情與愛心。所以，整體而言，努力是成功的。

畢業後進入醫界的醫師也大多是令人感動的，因為在社會價值錯亂、醫療制度設計偏差、醫療生態不夠友善與醫學生活品質不佳的壓力下，仍然有許多有志之士投入既辛苦又高風險的五大科，真稱得上的是義無反顧。以骨科為例，屬於必須進手術房開刀的外科系族群，住院醫師平均每週工時超過一百小時，但想要入門者仍競爭者眾，可見願意犧牲奉獻的醫界勇士仍然不少。

當然，五大皆空的客觀促成因素是存在的，例如生育率低與少子化，對婦產科與小兒科就是潛在經濟規模的衝擊。如果

每年的醫事人力不因應向下調整，則至少也可走向精緻化高品質醫療，但似乎目前客觀的制度限制使得上述理想很難達成。況且，非理性的醫療糾紛與不合理的訴訟判決，讓許多滿懷理想卻被家人勸退的醫者觀望，都是個不容忽視的背景因素。至於給付制度的設計失衡使得醫療奉獻者的價值感受到打擊，更是必須正視的議題。

內外科專科與其所屬次專科，訓練過程很長，所以需要終身學習。工作時間很長，必然終身忙碌，也需要高度的腦力體力與毅力，所支撐醫者堅持下去的，正是醫學教育不斷強調的良知、榮譽與愛心這種心靈動力。

在當年愛滋器捐事件中，成大醫院因為不知器官捐贈者是愛滋病人，一群移植團隊在浴血手術之後才知自己也身陷愛滋感染的危機，還要忍受被社會嘲諷、批評與指責。一位外科醫師說了令人動容的話：「醫師沒有抱怨的權利」，這種奮不顧身而救人危難的精神，正是絕大部分醫療工作者的內心獨白。

回應臺灣醫界正陷入危機的評論，應該問的是，在社會自我主義強烈、價值倫理震盪與多元兩難困境之際，臺灣的那一個專業沒有陷入困境？如果醫界的難題可解，或許其餘各行各業困境也可循相同法則解套。

回應醫學教育扭轉變局是否成功的評論，應該反問提問者，如果你自己栽培出了醫護兒女，你會期許他選擇高危險很辛苦卻常被提告的五大科？或希望他選擇兼顧身體健康、生活品質及報酬豐碩的五官科？

　　醫護同仁是生命的守護者，或許有少數會在私下抱怨不合理的制度設計與醫療生態，但只有少數會因為失望而修正價值觀並作出相對務實的選擇。切莫忘記，絕大部分的醫護同仁仍在最艱困的環境堅守崗位，「醫」無反顧。

2015/02/02

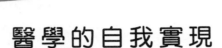

醫 學 的 自 我 實 現

　　在臺灣醫療生態即將大崩壞的危機中，醫療政策錯誤與社會價值扭曲應該負八成的責任，至於醫師與病人雖然無奈，也應該負起兩成責任。為了改善醫療生態，使之從惡性循環進入良性循環，社會與病人應有努力的決心，醫師也應該持續展現反省力。

　　醫師的反省力可以展現在哪裡？回歸當初學醫的初衷嗎？或許罷。雖然不是所有醫學生都經過推甄面談，但大部分報考醫學系的高中生都曾以史懷哲為典範，都曾覺得挽救生命與幫助別人是人生最有意義的事。等到學會本事拿到醫師執照，難道會為社會氛圍不再友善，就去改變初衷嗎？或許不會。

　　既是以醫學專業來幫助病人是初衷，那麼學會以自我實現作為醫學生涯的中心價值，或許並非脫離現實，而是利用自我提升來改造現實。

　　在馬斯洛的人性需求理論中，包括有生理、安全、愛與隸屬、尊重及自我實現等五大層次。其中，醫師或許沒有填飽肚子的生理疑慮，但醫師經常忙祿到沒時間吃飯與休息是個事

實，是非醫療人員所無法想像的生理缺口。

　　醫師的安全需求其實也是有疑慮的，因為過度疲勞與接觸過多的危險物質如生物（病毒）、物理（游離射線）與化學（污染）等因子，都是醫療同仁統計起來罹病率高的原因之一。而已成為社會常態而政府缺乏決心對策的醫院暴力（尤其是在急診），也使得醫師的安全受到了相當程度的威脅。

　　醫學的出發點是愛，則醫者的愛與隸屬需求理當是最沒問題？恰恰相反，在規劃不完全正確的健保政策及上有政策下有對策的醫院管理之下，醫者愛的感覺不斷被稀釋，而對職場的歸屬榮譽感也逐漸下降。

　　醫師是背著「良知、尊嚴與榮譽」的志業，相信醫者仍有自主性並備受尊重，是社會為何仍堅持把傑出子女送入醫界的主因。然而，如果制度設計不良，持續打擊醫護士氣導致自尊與榮譽感逐漸消失，這項需求也岌岌可危。

　　最高的人性需求是自我實現，包括發揮才能、受到肯定及有成就感。醫者如何發揮才能？把一般醫學的通則與專科醫學的診療，利用衛教與醫療作無愧職守的團隊醫療就是。如何受到肯定？是來自絕大部分的同行與病友，不必去在乎若干不理性病人或家屬的無理取鬧。如何有成就感？在診療過程中，把醫學專業化為人生哲理，並不斷成長成為家庭與社會的中流砥柱，就是成就。

　　馬斯洛後來又加入知與美的兩個高階需求層次，這兩者正是醫學所終身努力的項目，對醫者而言正式是順勢而為，以追

求精彩的醫學生涯。

　　沒錯,在臺灣的醫療現實中,較低的四項人性基本需求正被考驗威脅中,但是最高層次的人性需求則仍操在自己的手上。醫療生態的難題有賴醫界以集體智慧督促主政者走向正確的路,但未成功之前,何妨學習馬斯洛的自我實現哲理呢?「心情改變,態度將隨之而改。態度改變,習慣將隨之而改。習慣改變,性格將隨之而改。性格改變,人生也將隨之改變。」上述論述並非阿Q精神,而是鼓勵醫者不必畏懼艱難的客觀環境,而去主動追求更高層次的突破。

2015/03/23

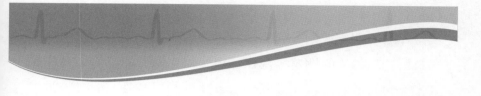

回歸習醫的初衷

　　有幸身兼資深臨床醫師與醫學教育者兩種身分，有機會接觸許多醫師與醫學生，通常與醫師閒聊的題目是醫療生態，與醫學生懇談的題目是醫學生涯。有趣的是聊久以後的經驗發現，與談者對生態或生涯的看法無論是樂觀或悲觀，都可以觀察到只要聊到當年的習醫動機與初衷，大部分醫師都是神采飛揚，似乎可以立刻回歸赤子之心。

　　無論是當年在高中時曾經排斥選醫學系，或不排斥卻沒將醫學排在第一順位，但在當了醫師之後，講起當年可歌可泣的故事，包括如何鬧家庭革命或與父母鬥法，絕大部分的表情並不是咬牙切齒，而是述說無奈中帶著幸福的微笑。

　　有位朋友曾立志考以建築師或設計師為第一志願，雖然他一方面忿恨恨地傾訴當年如何被當建築師的爸爸騙進了醫學系，一方面仍聽得出他對父親的孺慕與感恩。當他被朋友吐槽或許當年並非那麼排斥醫學系，只是身處叛逆期無法忘情於堅持己見時，也似乎沒有太強烈的反駁企圖。

　　有位曾立志念文學院的朋友當了醫師後，除了在醫學專業

耕耘有成，如今也多個醫師作家的封號。有位曾在體育競技表現優異的的朋友，如今是運動醫學系的專家。有位曾以生物科學為第一志願的的朋友，現在是再生醫學研究的高手。有位熱愛音樂的的朋友，現在被同好封為醫界的貝多芬。而立志當工程師的朋友，目前在骨科生物力學研究上擁有獨特的天地。

可以確定的是，這些除了醫學之外還有別的專長或興趣的朋友，在經過紮實艱辛的醫學養成教育之後，仍能融合興趣以特殊專長開創獨有的藍海策略。

若是當初習醫的初衷就是醫療奉獻的，在醫學生涯更是如魚得水。有崇拜史懷哲、蔣渭水或為SARS犧牲的歐巴尼醫師（Carlo Urbani）的朋友，他們對醫學人文、倫理與專業素養的理念與實踐真的有紮實的根基。有位因為家人生病而學醫學的朋友，則對同理心與醫病溝通有敏銳感觸與強烈學習動機。因為自己曾經生病而立志學醫的朋友，似有三折肱而成良醫的優勢，因而感激當年有再造之恩醫師的朋友，則在醫療困境或兩難抉擇有出發自人性關懷的優勢。

至於還是有堅持自己純粹是不小心考太好而誤入醫學系的朋友呢？或許不能否認只想掩飾其實心中有愛卻不習慣承認。否則，當年只要堅持不填醫學系就不會落入醫學生涯的「陷阱」，成為甜蜜負擔。

為何會有醫學生帶著生涯困惑來敲門，離開時卻滿懷信心與喜悅呢？通常真正的理由並非老師能夠指點迷津，而是學生自己終於又尋回當年心靈的真情吶喊，為自己重新找回了醫學

生涯的方向與力量。

　　當然仍應想辦法改變崩壞中的醫療生態，仍應努力改善沉淪的客觀環境，所以本文主旨並非建議醫者在混亂的世局保有鴕鳥心態，而是提醒莫忘習醫初衷所可能帶來的心靈力量，在雨過天青之前仍能堅定信心並持續努力。

2015/08/03

醫無反顧

著　　者｜林啟禎

發 行 人　黃煌輝
發 行 所　財團法人成大研究發展基金會
出 版 者　成大出版社
總　　監　洪國郎
執行編輯　吳儀君
地　　址　70101台南市東區大學路1號
電　　話　886-6-2082330
傳　　真　886-6-2089303
網　　址　http://ccmc.web2.ncku.edu.tw

銷　　售　成大出版社
地　　址　70101台南市東區大學路1號
電　　話　886-6-2082330
傳　　真　886-6-2089303

法律顧問　王成彬律師
電　　話　886-6-2374009

排　　版　菩薩蠻數位文化有限公司
印　　製　秋雨創新股份有限公司
初版一刷　2016年1月
定　　價　300元
I S B N　9789865635169

國家圖書館出版品預行編目（CIP）資料

醫無反顧 / 林啟禎著. -- 初版. -- 臺南市 : 成大出版
　社出版 : 成大研發基金會發行, 2016.01
　　面；　公分
　ISBN 978-986-5635-16-9（平裝）

　1.醫學倫理　2.文集

410.1619　　　　　　　　　　　104029283